不安とうつの脳と心のメカニズム
感情と認知のニューロサイエンス

著
Dan J. Stein, MD, PhD

訳
田島治
荒井まゆみ

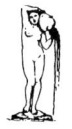

星 和 書 店

Seiwa Shoten Publishers

2-5 Kamitakaido 1-Chome
Suginamiku Tokyo 168-0074, Japan

Cognitive-Affective Neuroscience of Depression and Anxiety Disorders

by

Dan J. Stein, MD, PhD

Translated from English
by
Osamu Tajima, MD, PhD
and
Mayumi Arai

English Edition Copyright ©2003 by Martin Dunitz Ltd,
a member of the Taylor & Francis group
All rights reserved. Authorised translation from the English language edition
by Imprint, a Member of Informa UK Limited
Japanese Edition Copyright ©2007 by Seiwa Shoten Publishers, Tokyo

謝　辞

　南アフリカ医学研究審議会の援助に心より感謝致します。イラストの複製を許可して下さったステレンボッシュ大学に感謝致します。特に，キャロル・ロックナーの手際のよい協力にはお礼を言いたいと思います。イラストの作成には様々な1次資料を使用しましたが，なかでも，ワシントン大学の『デジタル・アナトミスト・プログラム』とサロウェイらの共著『辺縁系および皮質下障害の神経精神医学』は大変参考となりました。ディビット・ナット教授には，初期の原稿の段階で，貴重なご助言を頂きました。

　ヘザー，ガブリエラ，ジョシュア，そして新たに授かった子供には，いつも勇気づけられ，励まされました。

序　文

　本書は，一部において，一般診療でごく一般的に見られる気分障害と不安障害の診断，評価，治療について述べています。章ごとに，大うつ病，全般性不安障害，強迫性障害，パニック障害，外傷後ストレス障害，社会不安障害のそれぞれについて説明しています。

　本書はまた，より多くの部分において，それらの疾患の精神生物学について述べています。各章とも，それらの疾患の発生に介在する神経回路に注目し，その回路と，そこで扱う障害に関与する認知感情機能，近因（神経伝達物質系など）および遠因（進化論的根拠など）との関係について論じています。

　しかし，本書の究極的な目的は，うつ病と不安障害に対する統合的な概念アプローチを提案することにあります。臨床医にとって，最新の臨床事情とデータに通じていることは重要なことではありますが，多くの精神科医が興味を引かれるのは，「脳－心（brain-mind）メカニズム」とその精神病理をどのように捉えることがベストなのかという問題です。

　本書において取り上げる，「脳と心のメカニズム」とその精神病理に対するアプローチは，認知感情神経科学と進化論における最近の発展を基礎としています。日々臨床にたずさわっている医師の方々に対し，本書が，今までにない，示唆に富む患者像を提案するだけでなく，患者の適切な管理方法を考える際の有効な枠組みとなることを願っています。

目　次

謝辞 ……………………………………………………………………… iii
序文 ……………………………………………………………………… v

第1章　序論 ……………………………………………………………1
本書の目的 ……………………………………………………………1
進歩と限界 ……………………………………………………………2
概念上の問題 …………………………………………………………6
認知感情神経科学 ……………………………………………………11

第2章　大うつ病 ………………………………………………………17
症状とアセスメント …………………………………………………17
認知感情機能に関する考察：気分の調節／報酬の処理 …………19
大うつ病の神経回路 …………………………………………………21
神経回路と神経化学 …………………………………………………24
進化論的考察 …………………………………………………………28
治療 ……………………………………………………………………30
結論 ……………………………………………………………………32

第3章　全般性不安障害 ………………………………………………35
症状とアセスメント …………………………………………………35
認知感情機能に関する考察：将来を計画する ……………………37
GADの神経回路 ………………………………………………………39
神経回路と神経化学 …………………………………………………41
進化論的考察：予期的警報（future alarm） ………………………44
治療 ……………………………………………………………………45
結論 ……………………………………………………………………47

第4章　強迫性障害 …49
症状とアセスメント …49
認知感情機能に関する考察：手続 …53
OCDの神経回路 …56
神経回路と神経化学 …59
進化論的考察：警報としての毛づくろい …62
治療 …64
結論 …65

第5章　パニック障害 …67
症状とアセスメント …67
認知感情機能に関する考察：条件恐怖 …69
パニック障害の神経回路 …72
神経回路と神経化学 …75
進化論的考察：窒息警報 …77
治療 …79
結論 …80

第6章　外傷後ストレス障害 …81
症状とアセスメント …81
認知感情機能に関する考察：「オフライン」状態への移行 …84
PTSDの神経回路 …85
神経回路と神経化学 …88
進化論的考察：「オフライン」状態への移行 …91
治療 …92
結論 …94

第7章　社会不安障害 …95
症状とアセスメント …95
認知感情機能に関する考察：社会的認知 …97
SADの神経回路 …99

| 神経回路と神経化学 …………………………………………101
| 進化論的考察：服従（appeasement）警報 …………………104
| 治療 ……………………………………………………………106
| 結論 ……………………………………………………………107

第8章　結論 ……………………………………………………109

文　　献 …………………………………………………………115

付　　録 …………………………………………………………131
　　表A.1　モントゴメリー・アスベルグうつ病評価尺度 ………131
　　表A.2　DSMに基づくGAD症状重症度尺度（DGSS）……136
　　表A.3　エール・ブラウン大学強迫性障害評価尺度 …………140
　　表A.4　パニックおよび広場恐怖尺度 …………………………144
　　表A.5　TOP-8 ……………………………………………………148
　　表A.6　リーボビッツ社会不安評価尺度 ………………………151

訳者あとがき ……………………………………………………153

索　　引 …………………………………………………………157

第 1 章 序論

本書の目的

　本書は，うつ病と不安障害を専門とする臨床医を対象に書かれています。各章では，大うつ病のほか，診療場面で出会う非常に重要な不安障害である，全般性不安障害，強迫性障害，パニック障害，外傷後ストレス障害，社会不安障害（社会恐怖）について述べています。内容としても，診断，評価，治療などの臨床的に関連のある題材を扱っています。

　本書の目的は，うつ病と不安障害に対する統合的な概念アプローチを提案することにあります。それらの疾患の理解については様々な重要な進歩がありましたが，臨床上，概念上の重要問題は未解決のままです。本書で提案するアプローチは，認知感情神経科学の発展を基礎としており，進化に基づく「誤警報（false alarm）」が脳および社会的相互作用の根底にあることを主張するものです。

　また，各章では，精神生物学的モデルについて述べます。その章で扱う障害の発生に介在する神経回路に焦点を当て，その神経回路と，それが伝達する関連の認知感情機能，精神病理の発生に関与する近因（神経伝達物質系など），症状の説明に関係すると考えられ

る遠因(進化論的根拠など)との関係について論じます。様々なデータが紹介されていますが,その目的は,あくまで統合的な概念アプローチを提案することにあり,特定の実証的研究を強調することが目的ではありません。

本序論では,まず,うつ病と不安障害の分野における具体的な進歩とその限界について概観し,次に,精神障害のモデルを構築しようとする研究者が直面する一般的な概念上の問題について論じます。この考察の結果として,最後に,本書が提案する,認知感情神経科学と進化論に基づくアプローチの論理的根拠について述べます。

進歩と限界

うつ病と不安障害の理解と治療において,最近,特に重要と思われるいくつかの進歩が見られます(表1.1)。第1に,20数年前,精神医学的分類は,極めて重要な前進を遂げました。「不安神経症」という広範なカテゴリーをいくつかの異なる不安障害に分け,それぞれを信頼性の高い診断基準により定義したのです(DSM;精神疾患の診断・統計マニュアル,米国精神医学会,1980)。現在使用されている疾病分類法は,国際的な支持を得ており,気分障害と不安障害の診断には,一般身体疾患の診断に劣らぬ信頼性があることを保証する役割を果たしています。本書においては,この分類に基づき,大うつ病と診療場面において非常に重要な不安障害について論じます。

第2に,気分障害と不安障害の診断基準が確立された結果,厳密な疫学的調査により,それらの疾患の有病率,共存症,罹患率を決定することが可能となりました。そのおかげで,臨床医は現在,うつ病と不安障害が,すべての精神障害の中で最も有病率の高い障害のうちに数えられるだけでなく (Kessler et al, 1994;Robins et al, 1984), すべての医学的障害の中でも患者に与える障害が最も大きい疾患のうちに入ることを認識するようになっています。米国では，不安障害だけにかかる費用が，年間400億ドルに上ると推定されています (Dupont et al, 1996 ; Greenberg et al, 1999)。

　第3に，うつ病と不安障害の精神生物学の理解において著しい進歩が見られています。神経化学，神経解剖学，神経免疫学，神経遺伝学は，どれも急成長を遂げている分野であり，それらの所見は次々に臨床的障害の理解へと応用されています。また，認知心理学など様々な認知科学の分野においても (Gardner, 1985 ; Gazzaniga, 2000)，うつ病と不安障害の理解に関係のある基本的な進歩がありました。さらに，遺伝子塩基配列決定法，機能的脳イメージングといった最新のテクノロジーは，将来，特に有効性を発揮すると期待されます。

　第4に，うつ病と不安障害の治療において著しい進歩が見られています。多数の新薬がそれらの障害のいくつかについて使用認可を受けており，また，それらの薬剤の適応外使用を検討する文献も増加しています。さらに，多くのマニュアル化された心理療法による介入，なかでも，認知行動療法が，気分障害と不安障害に有効であることが報告されています。比較対照試験のデータベースも拡大しており，臨床医は，様々な効果的介入方法を自らの裁量により選択することが可能です。

　第5に，消費者アドボカシーが精神障害の概念を変える上で助けとなっています。精神医学は，精神障害患者の見方に関して，長い間，パターナリズムに陥っていたと言えます。しかし，反精神医学を唱える批評家 (Sedgwick, 1982) もまた，精神疾患の現実を軽視することにより，精神障害に苦しむ人々固有の利益を無視してきたのです。そこで，うつ病と不安障害を患う人々は，それらの疾患にまつわるスティグマを解消し，早期の診断，適切な治療，新たな

表1.1 うつ病・不安障害に関する現在の研究の進歩と限界

	進　歩	限　界
分類／診断	異質な障害の識別，信頼性の高い診断	現在の診断用分類システムの妥当性に疑問の可能性あり
疫学／罹患率	うつ病・不安障害の有病率，罹患率の認識	うつ病・不安障害の過小診断と治療不足が継続
精神生物学	うつ病・不安障害を個々の精神生物学の分野により立証	うつ病・不安障害の正確な病因が未確定
治療	効果的な薬物療法・心理療法の導入	有効性（現実世界）のデータ，特に共存症と再発予防療法のデータが不足
消費者アドボカシー	うつ病・不安障害のスティグマ解消を援助する消費者団体の結成	メンタルヘルスの知識とメンタルヘルスの資金が比較的低レベル

研究を促進することを目的とする組織を結成しており，その数は増加傾向にあります。精神疾患との闘いにおいて，医師と患者の協力関係を推進する強力な運動が展開されていることは，将来への大きな励みとなります。

　しかし，うつ病と不安障害の分野にはまた，大きな限界もあり，それを認め，論議することが必要です（表1.1）。第1に，うつ病と不安障害を診断するための分類システムには，多くの批判があります。DSMのシステムにより，信頼性の高い診断が可能となりましたが，DSMが診断に用いる構成概念が妥当であることを示すエビデンスはほとんどありません。1例を挙げると，正常と異常の境界の定義は曖昧なままですし（Spitzer and Wakefield, 1999），DSMの構成概念は，臨床場面における現象がより多次元的であることに対応していません。恐らくより重要なのは，臨床症状における生物学的次元がほとんど考慮されていない点でしょう（van

ISBN978-4-7911-0650-9 C0047 ¥2800E
1923047028005

星和書店

ダン・J・スタイン

不安とうつの脳と心のメカニズム
感情と認知のニューロサイエンス

2800円

Praag, 1998)。

　第2に，うつ病と不安障害の有病率と罹患率の高さについて認識が高まっているにもかかわらず，過小診断と治療不足が依然として大きな問題となっています。全米共存症調査（National Comorbidity Survey）によると，気分障害と不安障害に悩む人々のうち，適切な医療を受けているのは，ごく少数に過ぎません（Kessler et al, 1994）。不幸なことに，それらの疾患を持つ患者は医療サービスを頻繁に利用する傾向が高いのに，そのような状況が存在するのです。身体症状（Kirmayer et al, 1993）と不安症状（Ormel et al, 1991）を訴えて来院する患者は，プライマリケアにおいて特に誤診を受ける傾向があります。

　第3に，病理生理学の進歩にもかかわらず，うつ病と不安障害の正確な病因が依然として不明です。次節において触れますが，神経伝達物質の機能不全そのものがうつ病と不安障害の直接的原因であることを示すエビデンスは，現在ほとんどありません。実際，それらの障害の発生に関与する多くの要因に関してはエビデンスがあるものの，その根本原因については，ほとんど知識がありません。

　第4に，薬剤のefficacy（効果）の研究には進歩がありますが，effectiveness（現実的な有効性）に関する研究は比較的不足しています。Efficacy研究は多くの制限の中で行われます。被験者は，症状の重症度が狭い範囲に限定されており，共存症がなく，治療状況は現実を代表するものとは言えません。自然の状況におけるeffectivenessすなわち現実世界の研究が，efficacy研究に比べ，不足しているのです。現在の規制では，efficacyが認められれば短期間で薬剤を市場に出すことが可能です。しかし，長期的に使用した場合の費用対効果を見極めることこそ重要なのです。うつ病では最初にどの増強戦略をとるべきか，といった簡単な問題さえ，ほとんどプロスペクティブな研究の対象とはなっていません（Fawcett et al, 1999)。

　第5に，精神医学の消費者アドボカシーは盛んになっていますが，メンタルヘルスの知識の全体的なレベルは，満足にほど遠い状況です（Jorm, 2000）。精神障害に関するスティグマがあまりに蔓延しており，患者は疾患を自分のせいにされ，「しっかりしろ」「悩みを打ち明けてしまえ」式に一般の人々からも，プライマリケア医師からも，忠告を受けます。「自然」な医薬品（その実，工場生産の薬なのですが）を使用するよう忠告されますが，植物に含まれる薬効物質には，効果だけでなく副作用もあることがほとんど理解されていません。また，うつ病と不安障害はプラセボ反応率が比較的高く，比較対照試験を行わなければ，特定の治療法を自信を持って勧められないという原則が，十分に理解されていません。

　本書は，うつ病と不安障害の分野における進歩に基づきながら，同時に未解決の欠陥にも対応できるアプローチを提案することを目指しています。

概念上の問題

　うつ病と不安障害に関しては，著しい進歩がありましたが，同時に多くの重要な限界もあります。これは，精神障害の研究方法全般に関わる大きな問題が存在していることを反映しています。それらの疾患の本質を理解するための厳格な概念的枠組みが存在しないのです。臨床医と研究者が，それらの疾患の根本的概念と仮定について語れば，両者の間には著しい相違が見られるでしょう（Stein, 1991）。

　確かに，過去1世紀ほどの間，時代により，様々な精神病理学モデルが隆盛を極めては廃れていきました。例えば，精神力動的アプローチは，何十年にもわたり臨床医の間で特に大きな影響力があり

ました。フロイトとその弟子たちがうつ病と不安障害に果たした貢献は，計り知れないほど重要でした。彼らは，詳細な臨床記録を残し，それらの疾患を科学的アプローチにより研究することが可能であることを主張し，症状を患者の過去の病歴と体験により説明したのです。

しかし，今では多くの人々が，脳と心のメカニズムの水圧モデル (hydraulic model) は時代遅れで役に立たないと言うでしょう。一方，精神力動学派の臨床医は，関係理論と対人関係理論が初期の水圧モデルの代わりに登場したので，実際問題としては，初期のフロイト理論が役に立とうが立つまいがもう関係がないと言うでしょう。しかし，研究者にとっては，構成概念が，操作的に定義できなかったり，脳と心のメカニズムに関する他の分野での現在の研究成果と矛盾したりする場合，実証的研究を行うことが困難なのです (Stein, 1997)。

大学の心理学部では，行動主義と認知主義のアプローチが主流となっていました。うつ病と不安障害に対する初期の行動主義的アプローチは，基礎的な貢献を果たしています。恐怖条件づけの概念は今でも非常に重要ですし，曝露療法は，現代的治療法の基礎となっています。しかし，行動のインプットとアウトプットという側面のみに注目し，心を科学的な研究では解明できない「ブラックボックス」とみなす，厳格な行動主義的アプローチは，今ではほとんど支持されていません。

実際，心のコンピュータモデルの開発により，「認知革命」が登場し，「ブラックボックス」モデルは，認知プロセスに焦点を当てるモデルにとって代わられる結果となりました (Gardner, 1985)。「認知科学」という新たな分野は，学際的であり，かつ理論的に洗練されており，実証性が厳密であるという点が受け入れられて，瞬く間に支持を得ました。初期の認知モデルは，当時の線形コンピュ

ータに基づいていましたが，様々な臨床分野に応用され重要な貢献をしました。その１つに，うつ病と不安障害の特徴である認知的機能不全の説明と矯正があります（Beck, 1967）。

しかし，いざ認知科学の構成概念と方法を臨床的障害に応用しようとすると，重要な問題が出現します。認知科学研究の大半は，感情よりも認知を，診療所で遭遇する複雑な現象よりも単純な実験室での状況の課題を研究対象としているからです。それ以上に重要なことは，認知科学が，精神機能を回路基板として記述できると仮定している点です。シリコンと脳が論理的に等しいとする考えは，精神機能不全のモデルを構築する上では，それほど有効でないことが報告されています（Stein and Young, 1992）。

精神医学においては，単に神経生物学と薬理学に，そして最近では分子神経生物学に注目するパラダイムが影響力を増しています。ヒトゲノミクス（訳注：ヒトのゲノムの塩基配列の解読を目指す研究）とプロテオミクス（訳注：タンパク質科学を系統的・包括的に捉えようとする研究）における進歩により，このアプローチに対する関心はさらに高まっています。また，セロトニン系の発見，種々のセロトニン受容体サブタイプの解明，様々なセロトニン作用薬の開発などにより，驚くほどの進歩が遂げられています。そのため，臨床医は様々な精神障害を「セロトニン機能不全」に還元し，研究者は関連する「生物学的マーカー」に研究対象を絞ろうとする動きがあります。

このようなアプローチは，過度の還元主義に陥る危険を冒していると言えます。複雑な精神障害が，究極的に，単一の神経生物学的要因またはシステムにより説明できるという可能性は，益々低くなっていると考えられます。たとえ異なるシステム間の相互作用，そして単一のシステムの異なる要素間の相互作用が，すべて完全に解明されたとしても，そのようなデータと行動的，心理的現象との関

係を明らかにするという重要な問題が依然として残ります。うつ病，不安障害をはじめとする精神疾患は，表面に現れる現象ですから，それに対応した複雑な説明が必要です。

　精神力動モデル，認知行動モデル，生物学的モデルなど，上述のモデルのすべてには重要な類似点があります。それらは，恐らく「臨床的（clinical）」アプローチ（表1.2）という名称のもとにまとめることが可能でしょう。このようなアプローチには，長い概念形成の歴史があります。それは，そこにある世界（world-out-there）についての客観的データを照合し，そのようなデータ間の関係にあてはまる法則を発見することに重点を置く科学的観点に基づいています（Bhaskar, 1978）。そのアプローチはまた，精神的現象は，物理科学において有効である科学的法則により，同様に操作的定義と説明が可能であるとする，古典的心理学の観点とも一致しています。そして，最後に，臨床的アプローチは，疾患の「客観性」とその説明に科学的方法を使用することの重要性を強調する医学的観点と一致しています。

　しかし，実際に，上記で概観したアプローチのそれぞれに問題があることを考えると，1つの可能性は，臨床的アプローチには根本的に欠陥があると結論できるということです。精神障害とその症状は，自然科学と医学の枠組みでは理解することが不可能であり，人文社会科学に属するアプローチが必要であるとする，重要なパラダイムがあります。確かに，一般の人々は，気分・不安症状を，喪失，外傷体験などのストレス因子に対する反応として，社会的文脈により理解しようとする直感的傾向があります。また，専門的文献においても同様に，うつ病と不安障害は単に医学的障害としてひとくくりにすることはできないとする見解があります。そうすることは，医学的モデルの誤った，不当な拡大解釈であると言うのです（Sedgwick, 1982）。

表 1.2　うつ病・不安障害に対する概念的アプローチ

アプローチ	科学	心理学	医学	うつ病・不安障害
臨床的アプローチ	客観的現象の法則を発見する	精神的現象の法則を発見する	病的現象の法則を発見する	うつ病・不安障害はDSMのカテゴリーにより定義できる
解釈的アプローチ	科学は客観的なだけでなく，社会的行為である	心理学には解釈と理解が関係する	医学は障害の表出と体験である「病苦」を扱わなくてはならない	うつ病・不安障害は社会的文脈に対する意味ある反応である
包括的アプローチ	科学は真のメカニズムを解明する社会的行為である	心理学には説明だけでなく理解が関係する	医学は疾患と病苦の両方を認識する必要がある	うつ病・不安障害は社会・脳に埋め込まれた近因・遠因のメカニズムにより理解されなくてはならない

　この「解釈的 (hermeneutic)」アプローチ (表 1.2) にもまた，長い概念形成の歴史があります。それは，科学を，特別な人々のみに許された真理を求める方法としてではなく，単に社会的活動の一種として見る観点に基づいています (Bhaskar, 1978)。それはまた，精神状態の意味を把握する上で解釈と理解の役割を強調し，心理学的科学と物理科学の方法を明確に区別する，心理学の有力な観点と一致しています。同様に，状況論的アプローチをとる認知主義者による，精神的現象は社会的文脈と無関係に記述することはできない (Norman, 1993) とする主張とも一致しています。そして最後に，解釈的アプローチは，障害に苦しんでいることの主観的表出であり体験である，「病苦 (illness)」の重要性を強調する医学的観点と一致しています (Kleinman, 1988)。

このようなアプローチは，精神障害の説明に自然科学的方法を利用しようと考える研究者には，魅力のないものでしょう。しかし，多くの臨床医は，解釈的な観点に十分魅力を感じており，すべての患者は少なくとも複数の異なる観点から理解すべきであると考えています（McHugh and Slavney, 1988）。同様に，「生物心理社会的」モデルももてはやされています。しかし，複数の異なる観点をどのように統合するかという問題に対しても，詳細な答えを出す必要があります。次節においては，1つの可能性のあるアプローチとして，最新の分野である認知感情神経科学に基づくアプローチを提案します。

認知感情神経科学

臨床的であろうと解釈的であろうと，アプローチがいくつそろっても，実際に効果があると言う事実がなければ，理論だけの絵に描いた餅に過ぎません。しかし，より統合的なアプローチが現実に徐々に構築され，受け入れられつつあります。例えば，認知神経科学 ― 精神医学の場合は「認知感情神経科学」と言ったほうがより適切でしょう ― は，認知科学にその起源がありますが，最近のコンピュータモデル（ニューラルネットワークなど）と同様，特に神経科学とのインターフェイスを研究対象としています。

この認知感情神経科学は，認知科学における進歩の多くを取り入れられる（Stein and Young, 1992）と同時に，それらを神経科学だけでなく進化科学の成果と統合できる潜在性を秘めていると考えられます。進化科学を含む理由は，欲求刺激と嫌悪刺激に反応し，人間の感情の基礎を形成する神経構造は，何千年もかけて進化してきたからです。この非還元主義的な認知感情神経科学はまた，臨床的アプローチと解釈的アプローチ双方の長所を利用することが可能

と考えられ，それにより精神病理研究の総合的または「包括的 (embodied)」アプローチの完成が可能となるでしょう。

　そこで，本書の各章においては，うつ病と各不安障害の認知感情神経科学モデルの提案を試みます。「認知感情神経科学」という用語を使用するのは，統合的な科学的アプローチにより脳と心のメカニズムを検討する試みであること，特に精神病理のモデルに関係する試みであることを強調するためです。そのため，例えば本書のテーマの1つは，うつ病と不安障害は進化に基づく誤警報により概念化が可能であるということですが，その誤警報は，今度は，社会，脳という文脈により理解されなくてはなりません。

　それぞれの障害の考察に進む前に，以前述べた臨床的および解釈的な立場との違いを示すため，ここでこれから述べるアプローチの概念的側面について少し明確にしておきましょう（表1.2）。まず，総合的なアプローチは，科学とは，研究対象である現象の原因となる基礎的メカニズムを理解するための努力であると定義します。精神障害の場合，このようなメカニズムには，恐らく脳の要因と社会文化的要因の両方が関与すると考えられ，それらは，近因〔セロトニン（5-HT）系の特定の受容体サブタイプが関与していると考えられることなど〕と遠因（セロトニン機能の進化的役割が関係していると考えられることなど）に分けられます。

　このような観点は，科学は社会的行為であると認める点では，解釈的アプローチと同じですが，総合的アプローチはまた，科学は世の中の現象を発生させる真のメカニズムを解明することができると考えます（Bhaskar, 1878）。同様に，総合的アプローチは，心理学とは，説明と理解の両方を追求し，心を脳の表面化した属性であると捉える学問分野であると考えます。そして，認知心理学については，精神状態が具現化したものを社会と脳の両方の文脈で検討しなくてはならないと考えるのです。最後に，医学について，総合的

表1.3 セロトニン系に対する概念的アプローチ

臨床的アプローチ	セロトニン機能不全の存在と精神障害の存在の間には不変の関係がある。セロトニンは,「ハードウェア」(セロトニンそのものに焦点を当てた場合) とも「ソフトウェア」(セロトニンを取り巻く環境に焦点を当てた場合) とも概念化できる。
解釈的アプローチ	セロトニンの変化を記述することは,精神障害の表出と体験を理解することとは無関係である。精神病理のコンピュータモデルを,そのまま受け入れることはできない。
統合的アプローチ	正常な気分・不安の調節とこのシステムに対する「誤警報」には,セロトニン系が関与している。セロトニン機能は,社会的文脈とニューロンの作用に埋め込まれており,それを記述するには,「ウェットウェア」という独特なコンピュータの比喩が必要である。

アプローチの観点は,疾病 (disease,生物医学的障害) と病苦 (illness,疾患の表出と体験) の両方と戦わなくてはならないと考えます。うつ病と主要な不安障害に対する認知感情神経科学の観点については,次章以降の各章において概観することとします。

各章では,まず正常な認知感情プロセスに介在する神経回路について考察します。次に,このような回路の機能不全において特に重要な役割を果たすと考えられる神経伝達物質について論じます。気分および不安障害に関する最近の研究において,セロトニンの重要な役割が報告されていることから,セロトニン系の働きに焦点を当てます。そこで,個々の章に移る前に,セロトニン系を便利な「思考のためのツール (thing-with-which-to-think)」(Pappert, 1980) として捉え,臨床的,解釈的,包括的の各アプローチを比較し,違いを明確にしておきましょう (表1.3)。

セロトニンについて,臨床的観点では,うつ病と不安障害は「セ

ロトニン障害」であると考えます。セロトニンマーカーやそれらの障害におけるセロトニン作用薬の奏効に関するデータは，セロトニン系がそれらの病理発生において原因としての役割を担うことを示すものとして考えられます。しかし，この観点にはいくつかの問題点があります。うつ病と不安障害の病因と治療を過度に単純化しており，複雑な認知感情状態を単純な神経化学の式に（間違いであるのに）還元しようとしているように思えます。科学者ならばこの観点を採用しないだろうという意味で，このような立場は「絵に描いた餅」と言えますが，その影響力は大きいと考えられます（例えば，うつ病をセロトニンのバランスの失調とする見方が一般的です）。

　一方，解釈的観点では，うつ病と不安障害においてセロトニンのみに注目することは，全くの的外れだと考えます。確かに，多くの「反精神医学」派の研究者が，選択的セロトニン再取り込み阻害薬（SSRI）を使用することは，精神障害を患う患者にとって害にほかならないと述べています。より専門的に言えば，SSRIがこれほど広く使用されているにもかかわらず，それらがどのように作用するのかほとんど解っておらず，また，それらがセロトニン系を調節することにより効果を発揮することを示すエビデンスがほとんどないのです（Hyman and Nestler, 1996）。しかし，解釈的観点もまた，生物学的現実の重要なレベルを見逃していると言えます。ポストモダンの精神医学批判自体が，客観世界の重要な側面を顧みない「文学の1ジャンル」と化してしまっているのです。

　セロトニンに関し，総合的観点では，正常な気分および不安は，様々な神経伝達物質とセロトニン系などの神経化学系により調節されていると考えます。異常な気分および不安を引き起こす近因のメカニズム（つまり，精神生物学的要因）は，まだあまり解明されていませんが，この複雑なモノアミン系が部分的に関与していると考えられます。セロトニンニューロンは脳全体に分岐し広がっており，

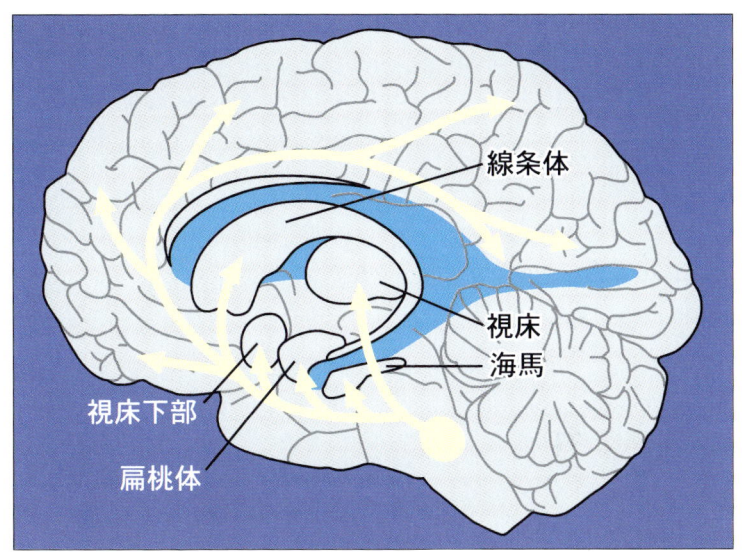

図 1.1 セロトニンニューロンの広範な分布：ニューロンは，縫線核に源を発し，扁桃体，海馬，視床下部，線条体，帯状回，前頭前野，前頭葉皮質へと広く分岐している。

そのため，様々な異なる作用を及ぼすことが可能です（図 1.1）。セロトニン系と気分および不安障害の根源的メカニズム（すなわち，進化的起源）については，さらに解明が遅れていますが，近年，新たな洞察が加えられています。

　セロトニン系は，「ハードウェア」でも「ソフトウェア」でもありません。それは，独特な存在であり，複雑な社会的文脈〔例えば，社会的ヒエラルキーの変化がセロトニン活性に影響する（Raleigh et al, 1984, 1985）というようなこと〕および脳に埋め込まれた「ウェットウェア」の一形式と言えます（気分，不安という状態は，記号で表すコンピュータモデルでは完全には捉えられません）。社会的ヒエラルキーの変化が脳の変化を導くように，心理療法による

介入は機能的神経構造を変化させることが可能です（第4章参照）。また，抑うつや不安などの現象をコンピュータによりシミュレーションしようとする認知科学の試みは，それらの状態が神経構造の回路とその神経伝達物質（セロトニンなど）にどのように組み込まれているか（Harnad, 1991）を明らかにする必要があります。

臨床関連の書物においてこのような概念的問題を中心的に取り上げる場合，哲学者からは臨床に偏りすぎているという理由で，臨床医からは哲学的になりすぎているという理由で，双方から非難を受ける危険があります。しかし，このような問題を検討することにより，そうしなければ見落としていた概念科学（哲学）の論点を提起することができ，同時に，臨床関連の書物では必要以上に簡単に扱われている分野に，概念的な厳密性を持ち込む努力がなされることになります。臨床医として，私たちはともすれば，臨床精神医学の理論が科学一般，特に心を探求する哲学的アプローチに基づいていることを忘れがちです。

そこで，本書においては，臨床的，解釈的両方のアプローチの最良の部分を合体させる試みを行います。精神医科学は，臨床の場に即した認知感情神経科学を検討できるレベルにまで到達したと考えます。この枠組みにより，説明と理解の両方が可能となり，社会と脳の両方の文脈で心の具現化を研究することが可能となります。また，進化論を取り入れることにより，精神病理の近因と遠因両方のメカニズムを検討することが可能となります。言い換えると，本書はその前提として，脳と心のメカニズム研究の統合的アプローチは，検討が可能であるというだけでなく，より妥当なアプローチであると考えます。以降の章では，このような統合的アプローチによりうつ病と不安障害を記述することを試みます。

第 2 章

大うつ病

症状とアセスメント

　大うつ病（大うつ病性障害）は，すべての精神障害の中で最も有病率が高い疾患の1つである（Kessler et al, 1994）と同時に，すべての医学的疾患の中で能力障害が最も大きい疾患の1つです（Murray and Lopez, 1996）。すべての年齢層において，性別に関わりなく（女性においてより多く見られます），世界中で発生しています。自殺傾向を伴うため，医師は常に注意を怠ってはならず，またそのことが，うつ病には的確な治療が必要であることの重要な根拠となっています。

　うつ病には，認知面の症状と身体症状が見られます（表2.1）。うつ病の核にあるのは，無快感の現象，すなわち楽しみ，喜びを経験する能力の減少であると言えるでしょう。認知面の症状としては，自己，世界，将来に関する悲観的な考えなどが見られます（Beck, 1967）。身体症状には，食欲の増進・減退（摂食行動の変化），気力および環境に対する興味の増進・減退（採餌行動の変化），焦燥と敵対心（闘争行動の変化），性的衝動の減少などがあります。また，顕著な症状として，精神運動性活性の亢進または低下，および集中

表 2.1 大うつ病の症状 (DSM-IV-TR より改変)

(A) 以下の症状のうち5つ（またはそれ以上）が同じ2週間の間に存在し，病前の機能からの変化を起こしている。これらの症状のうち少なくとも1つは，(1) 抑うつ気分，あるいは (2) 興味または喜びの喪失である。
　ほとんど1日中，ほとんど毎日の抑うつ気分
　ほとんど1日中，ほとんど毎日の，すべて，またはほとんどすべての活動における興味，喜びの著しい減退
　食事療法をしていないのに，著しい体重減少，あるいは体重増加（例：1カ月で体重の5％以上の変化）か，またはほとんど毎日の，食欲の減退または増加
　ほとんど毎日の不眠または睡眠過多
　ほとんど毎日の精神運動性の焦燥または制止
　ほとんど毎日の疲労感または気力の減退
　ほとんど毎日の無価値感，または過剰であるか不適切な罪責感（妄想的であることもある）
　思考力や集中力の減退，または決断困難がほとんど毎日認められる
　死についての反復思考（死の恐怖だけではない），特別な計画はないが，反復的な自殺念慮，または自殺企図，または自殺するためのはっきりとした計画
(B) 症状は，臨床的に著しい苦痛，または社会的，職業的，または他の重要な領域における機能の障害を引き起こしている。
(C) 症状は，物質（例：乱用薬物，投薬）の直接的な生理学的作用，または一般身体疾患（例：甲状腺機能低下症）によるものではない。
(D) 症状は，死別反応でうまく説明されない。

DSM-IV-TR 精神疾患の診断・統計マニュアル．米国精神医学会編，2000年（医学書院）より改変して引用。

力と記憶力の変化が見られます。

　大うつ病エピソードのアセスメントには，うつ病の重症度とサブタイプ，共存症，自殺念慮と能力障害，心理社会的ストレス因子と援助の判定・評価を行う必要があります。大うつ病性障害と双極性うつ病との鑑別診断を行うことは特に重要です。本書においては，前者に限定して論じることとします。さらに，一般身体疾患と薬物

使用がうつ病症状の潜在的原因である場合も，大うつ病性障害から除外しなくてはなりません。

　うつ病症状の測定に有効な尺度として，モントゴメリー・アスベルグうつ病評価尺度（Montgomery-Åsberg Depression Rating Scale；Montgomery and Åsberg, 1979）があります（付録の表A.1 参照）。この 10 項目からなる尺度は，近年利用が拡大する傾向にあり，その理由は，症状の重症度の測度として信頼性が高いだけでなく，測定が簡単に短時間で実施でき，治療中の変化を検出する感度が優れている点にあります。

認知感情機能に関する考察：気分の調節／報酬の処理

　様々な認知感情機能がうつ病の理解に役立つと考えられ，それぞれがうつ病の神経回路を研究する方法の手がかりを示唆しています。例えば，情動行動の調節などの実行機能（executive function）は，うつ病の認知的特徴（抑うつスキーマなど）を理解するのに役立つと考えられますが，この機能には前頭葉皮質が介在しています。また，肯定的感情の欠如という概念は，うつ病と関連があると考えられますが，左前頭葉皮質の低活動性との関連が指摘されています（Mineka et al, 1998）。

　同様に，情動記憶システムはうつ病と関連があり，そのことから扁桃体と海馬がうつ病に関与していると考えられます。抑うつ患者では，否定的情報の再生率がより高くなる傾向があり，その情報が自分に関連のある内容である場合，その傾向が特に顕著となります。このことは，顕在記憶（訳注：通常経験した出来事で直ぐに想起されるもの）課題でも，潜在記憶（訳注：言葉の意味，シンボル化した知識，動作的な手続きに関する記憶）課題（記憶を間接的にテストした場合）でも同様に認められています（MacLeod and Byrne,

1993)。精神運動機能は，うつ病の運動症状の理解に役立つと考えられており，この機能は線条体回路により伝達されます。さらに，摂食行動，採餌行動などはうつ病の身体症状と関連があり，視床下部と視床下部—下垂体—副腎（HPA）系がうつ病に関与していると考えられます。そして，これらの様々な回路は，相互に連結しているのです。

以上に述べた認知感情現象とその神経回路との関係に関する知見の多くは，動物研究に基づくものです。勿論，動物研究には限界があり，特に，ヒトに特有のより複雑で抽象的な現象を解明しようとする際にはなおさらです。それにもかかわらず，多くの前臨床医学の文献が，辺縁構造（扁桃体，海馬，視床下部）と，前頭葉，旁辺縁系（腹側前頭葉，帯状回，島，前側頭極），線条体，脳幹の各領域のネットワークに関連する経路が，感情・動機づけ行動を伝達する上で決定的な役割を果たすことを示しています（Damasio, 1996； MacLean, 1949； Rolls, 1990）。そこから推定すると，同様の領域がヒトの気分調節および報酬のメカニズムにも恐らく関与していると考えられます。

健常者を対象とする脳機能イメージングの研究は，うつ病に関連する認知感情現象とそれを伝達する神経回路をさらに解明する上で潜在的な可能性を秘めています。いくつかの研究は，健常被験者において一時的に悲しみを誘発することにより，皮質—辺縁回路の広大なネットワークが，気分を調節し，刺激の情動的意味を判定する上で役割を果たしていることを確認しています（Lane et al, 1997； Mayberg et al, 1999）。しかし，究極的には，特定のニューロン回路が，正常な調節と精神障害との関係，および状況と個体特性の関係に対しどのような働きをするのかを明らかにするためには，さらに研究を重ねる必要があります（Davidson, 1994； Drevets, 2000）。

大うつ病の神経回路

　精神障害の発症に関わる神経回路を研究する上で重要な手がかりとなるのが，本書で繰り返し述べていますが，一般身体疾患に2次的に付随して精神障害の症状を示す患者を綿密に研究することです。例えば，ロビンソンらの画期的な研究によると，脳卒中患者では，左側病変がうつ病を伴う傾向が高いのに対し，右側病変は躁病を伴う傾向が高いことが見出されています。注目すべき点は，左側病変の患者では，病変が前頭極に近いほど，伴ううつ病の重症度が高かったことです（Robinson et al, 1984）。逆に，2次性うつ病患者には前頭機能不全があるとのエビデンスがあり（Mayberg, 1994），同様なことが高齢初発のうつ病患者についても認められています（この場合は，神経傷害が比較的重要です）（MacFall et al, 2001）。

　その他にも，一般身体疾患に伴って生じるうつ病に関する文献の様々な所見が，うつ病の神経解剖学モデルを構成する上で役に立ちます（Byrum et al, 1999）。うつ病における線条体神経回路の役割を実証する研究としては，すでに定説となっている観察結果があり，その回路の病変（パーキンソン病，血管性うつ病など）と抑うつ気分との関連性，うつ病と精神運動障害との関連性などが指摘されています（Sobin and Sackheim, 1997）。さらに，注目すべきことには，視床下部とHPA系に様々な異常のある患者は，非常に重度のうつ病を発症する可能性があることが見出されています。

　うつ病の精神生物学を研究するもう1つの有効な方法に，不幸な出来事の後遺症，特に早期の逆境体験に注目する方法があります。このような研究は，霊長類における分離が最終的に「うつ病」に相当する病像を示すに至ったことを見出した画期的な観察結果が原点となっています（Bowlby, 1980）。最近の研究では，早期逆境体験の

後遺症として，動物（Sanchez et al, 2001），ヒト（Heim and Nemeroff, 2001）どちらの場合も，神経内分泌機能の変化と恐らくその結果として海馬体積の減少が見られることが実証されています。

その他にも，様々な研究がうつ病の神経回路を説明するのに役立つ情報を提供しています。例えば，検死脳の形態計測研究により，特定の細胞領域に萎縮が認められることが見出されています（Duman et al, 2000）。また，うつ病において特定の認知的欠陥が生じることが実証され，うつ病の神経回路説明の手がかりとなっています（Austin et al, 2001）。難治性うつ病の治療には，神経外科手術が用いられることがあり，これも基礎となる神経回路の解明に役立ちます。しかし，この分野の発展の鍵を握る技術は，脳イメージングです。

例えば，構造イメージング研究により，うつ病患者では，前頭前野，辺縁系／傍辺縁系（帯状回，海馬），線条体の各領域に異常が認められています（Sheline, 2000）。同様に，脳機能イメージング研究により，うつ病の特徴として，それらの領域の相互に連結する神経回路全体において活動性の低下が見られることが報告されています（Videbach, 2000）（図2.1）。しかし，これらの結果はまだ必ずしも確実とは言えません。例えば，多くのうつ病研究が，活動性低下（新皮質系領域など）だけでなく，活動亢進の見られる領域〔傍辺縁系領域（Mayberg et al, 1999）または扁桃体（Drevets, 2000）〕のあることを見出しているのです。

精神病性気分障害のイメージング研究は，比較的数がありません。最近のレビュー研究は，同一の領域が関係する症例を比較すると，精神病性気分障害における機能不全は，非精神病性のうつ病と比較して，より重篤であることを示しています（Wang and Ketter, 2000）。興味深いことには，多くの研究が，躁病の場合，前部帯状

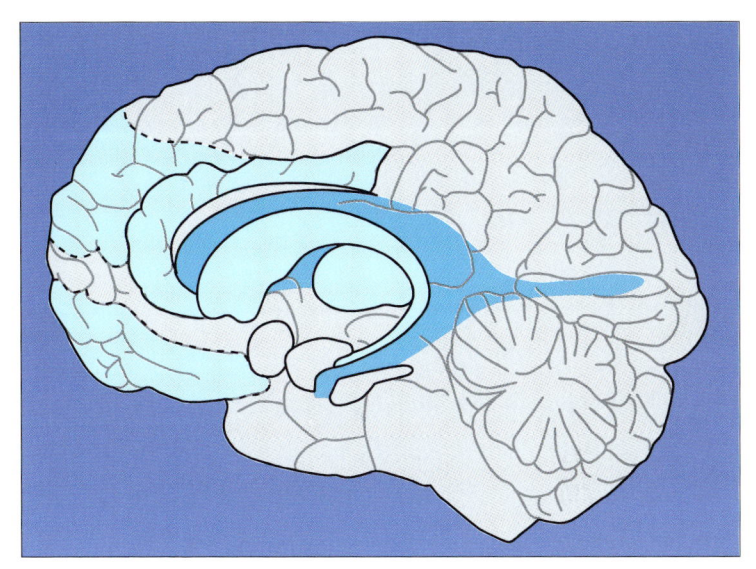

図2.1 うつ病の機能的神経構造：前頭前野，旁辺縁系（帯状回），線条体の各領域における活動性の低下

回と尾状核を含む皮質－皮質下神経回路において活動性の亢進が見られたことを報告しています（Blumberg et al, 2000）。

さらなる研究を行うことにより，うつ病の神経解剖学モデルの統合を図る必要があることは明らかです。機能イメージング研究間の所見の相違は，究極的には，方法論の違いと被験者の不均一性により説明が可能と考えられます。しかし，研究を重ねることにより，うつ病の様々なサブタイプの神経構造を説明し，機能的神経構造と臨床的次元との関係を明らかにする必要があります（Bench et al, 1993）。また，機能的所見から薬物療法に対する反応が予測できるとする初期の研究結果を再現することも必要です（Mayberg et al, 1997）。

所見の細部に不一致はあるものの，多くの研究により，選択的セ

ロトニン再取り込み阻害薬（SSRI）などの薬剤は，うつ病患者の脳機能イメージングの結果を正常化することが報告されています（Kennedy et al, 2001）。また，薬物療法と心理療法的介入には共通する作用があることを示した非常に興味深い研究があり（Brody et al, 2001；Martin et al, 2001），プラセボ反応はそれとは別の経路により伝達されることが見出されています（Leuchter et al, 2002）。認知療法は，「トップダウン型」で，大脳皮質の影響が辺縁系経路に及ぶことにより効果をもたらすのに対して，神経外科的損傷（辺縁系前頭葉白質切断術または尾状核下神経路切断術による）（Malhi and Bartlett, 2000）は，辺縁系に対する「ボトムアップ型」の侵襲に相当すると考えられます。この見方によれば，薬物療法は「混合型」で，1次的な脳幹－辺縁系への作用と2次的な大脳皮質への作用を併せ持つと考えられます（Mayberg et al, 1999）。

神経回路と神経化学

広範な研究が，うつ病において末梢セロトニンマーカーに異常が見られることを実証しており，なかでも最も広く報告されているのが，セロトニントランスポーター（5-HTTP）の結合低下に関係する異常です（Owens and Nemeroff, 1994）。そして，前臨床研究，臨床研究を問わず一貫して指摘されているのが，セロトニン機能の低下と衝動性（攻撃性と自殺を含む）との関連性です（Stein et al, 1993）。検死においては，うつ病の特徴として，背側縫線核ニューロン数の減少が見られます（Baumann et al, 2002）。さらに，機能イメージングと検死研究により，うつ病／自殺においてセロトニントランスポーターの結合低下が確認されています（Malison et al, 1998；Mann et al, 2000）。例えば，セロトニントランスポーターの結合は，うつ病歴のある対象では前頭前野において低下が見

られ，自殺者では，腹側前頭前野において結合が低下しています (Mann et al, 2000)。

セロトニンアゴニストやセロトニン枯渇に対するセロトニン（5-HT）系の反応を検討する動的な研究は，静的な測定に基づく研究と比較し，方法論的により多くの利点がありますが，ここでもまた，様々なデータが，うつ病におけるセロトニン神経伝達の異常を指摘しています (Charney, 1998)。例えば，枯渇に関する研究は，セロトニン合成の減少により，健常者と寛解したうつ病患者において，うつ病症状が急激に悪化することを見出しています (Bell and Nutt, 2001)。再発患者においては（うつ病でない被験者では認められません），陽電子放射断層撮影（PET）により，背外側前頭前野，眼窩前頭皮質，視床の活動性の低下が認められています (Bremner et al, 1997 b)。セロトニン機能低下，前頭葉機能低下，気分不全の間に関連のあることは，ここでも明らかです。

SSRI の作用に関する最近の有力な仮説によると，SSRI は，当初はセロトニン神経伝達に「ブレーキ」を掛ける役割を果たす細胞体樹状突起自己受容体 $5\text{-}HT_{1A}$ の脱感作により，効果を発揮するとされています。この説は，うつ病において，SSRI 薬物療法に対する反応の時間的経過が比較的ゆっくりであることの説明となります。つまり，徐々に脱感作が進行し，「ブレーキ」が緩められるのにつれ，神経伝達が増大するのです (Stahl, 1998)。そして，最終的に，セロトニン活性が上昇し，機能不全が正常化するというわけです（図 2.2）。最近，SSRI 治療のベースライン時と治療後に，セロトニン受容体サブタイプの分子イメージングを行う研究の文献が増加しています。結果は必ずしも一貫していませんが，上記の仮説を支持するエビデンスが得られています (Becker et al, 2001；Sargent et al, 2000； Staley et al, 1998)。

一方，セロトニン遺伝子多型，人生早期の経験，脳機能イメージ

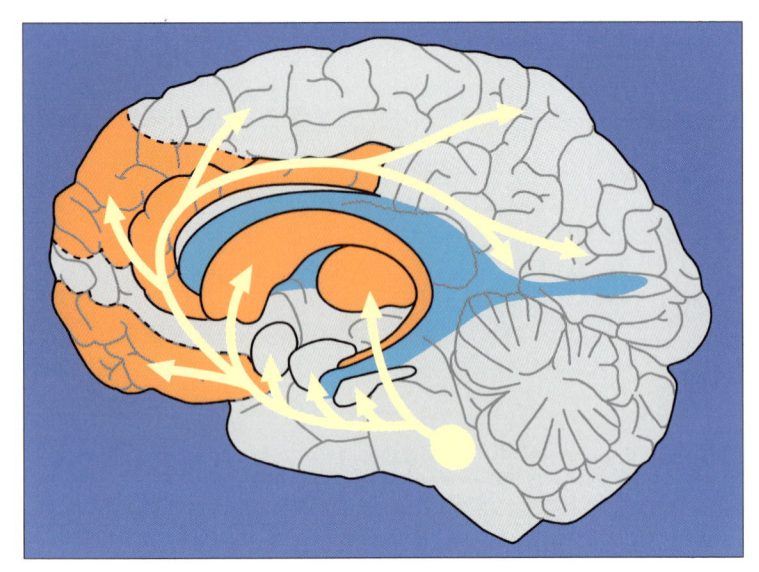

図 2.2 うつ病の機能的神経構造に対する SSRI の作用：前頭前野，旁辺縁系（帯状回），線条体の各領域における活動の正常化

ングと薬物療法反応性の相互の関係を明らかにしようとする試みも増加しています。例えば，霊長類の研究は，セロトニントランスポーター遺伝子多型と初期の飼育環境の交互作用により，行動が説明されることを示しています（Lesch, 2001）。臨床状況に則して言えば，低活性のセロトニントランスポーター遺伝子型は，衝動性が高い，前頭葉機能低下が大きい，SSRI 治療に対する反応が不良であるといった症状と関連があると言えます。今までのところ，所見に一貫性が見られず（Mann et al, 2000），このような関連性が非常に複雑であることを考えると，単一の遺伝子では，比較的少量の相違しか説明できないと思われます。しかし，ヒトゲノムのマッピングは，分子イメージングの利用可能性の増大（Staley et al, 1998）と併せて，この分野における将来的発展の基礎となることでしょう。

セロトニン系以外の神経化学系もまた，うつ病の発生において重要な役割を果たしています。例えば，ノルアドレナリン系は，うつ病における欲動や活力の異常の発現において特に重要な役割を果たしていると考えられます。特異的ノルアドレナリン再取り込み阻害薬が導入されて以来，うつ病の症状を「セロトニン系」であるか「ノルアドレナリン系」であるか識別しようとする試みが再び注目を集めています。

ドーパミン系は，動機づけと報酬の処理において極めて大きな役割を果たしていると考えられ，うつ病においても同様に関与していると思われます。興味深いのは，様々な抗うつ薬に，側坐核におけるドーパミンの伝達を強化する作用があることです (Serra et al, 1992)。ドーパミンの機能低下は，精神運動制止患者において特に重要な意味を持つと考えられます。制止のある抑うつ患者においては，制止のない患者や健常者の対照群と比較して，線条体におけるドーパミン取り込みの低下が見られます (Martinot et al, 2001)。

確かに，上に述べたような研究は，臨床精神薬理学の有効な理論的基礎となることがしばしばあります。うつ病の治療においては，SSRIの効果を，(i) 促進する（例えば，細胞体樹状突起自己受容体の脱感作を促進する作用のある $5\text{-}HT_{1A}$ 部分アゴニストを増強剤として使用する），(ii) 増強する（例えば，シナプス後セロトニン作用のある成分または薬剤を追加する），または (iii) 補完する（例えば，ドーパミン作用またはノルアドレナリン作用のある成分または薬剤を追加する）という処置が行われます。

新しい抗うつ薬の標的となりうる，その他の重要な神経化学物質として，神経ペプチド（コルチコトロピン放出因子，サブスタンスPなど），興奮性アミノ酸（グルタミン酸塩など），ガス（一酸化窒素など）などがあります。また，急速に進化を遂げている研究分野として，うつ病の神経遺伝学と神経免疫学があります。将来，臨床

医は，従来のモノアミン神経伝達物質以外の１次メッセンジャー系を対象とする，様々な新しい医薬品を利用できるようになることでしょう（Lesch, 2001）。

さらに，細胞表面から遠位にある生物学的因子も非常に重要です。最近，うつ病の発症に関わる，２次メッセンジャー（Gタンパク質，キナーゼ），３次メッセンジャー（CREBなどの転写因子），そして遂には標的遺伝子〔セロトニントランスポーター遺伝子，脳由来神経栄養因子（BDNF）などのニューロトロピンなど〕の役割について理解が広まりつつあります。究極的には，抗うつ薬に対する反応は，遺伝子レベルで理解する必要があります（Hyman and Nestler, 1996）。

進化論的考察

進化医学は，疾患の近因である疾患メカニズムの標準的説明を，病理の進化的起源に関する仮説により，補足しようとする試みです（Nesse and Williams, 1994）。この枠組みの基本的部分は大分以前から存在していましたが（Darwin, 1965），近年，その理論に対する関心が新たに高まるとともに，実証的研究も数多く登場しています。なかでも，ネシーの研究（Nesse, 2000）は，進化論に基づくうつ病の説明としては，これまでに発表された中で恐らく最も精巧な説明と言えるでしょう。

彼の説によると，大きな目標を達成するための継続的な努力が危険や損失をもたらす結果となる可能性が高い状況に直面した場合，うつ病になることは進化論的に見て有利なのです。このような状況の例としては，絶対的権力者との争い，人生を掛けた一大事業の失敗などが考えられます。そのような場合，悲観主義に陥ったり意欲が欠如したりすることは，それらが危険な行為（自分よりはるかに

強い人物と戦おうとすることなど）や，無駄な行為（十分な財源もないまま新たな事業を開始しようとすることなど）を抑制するという意味では，有益なことなのです。

このようなアプローチは，他の種類の精神生物学的知識の根拠となる遠因を説明する上でも有効であると考えられます（Duchaine et al, 2001）。その点では，前臨床研究およびヒトの研究により，セロトニン伝達の変化は，受身的もしくは待ちの姿勢を採るか否か，または強い抑制的な傾向を必要とするもしくは生じさせる状況を受け入れるか否かの閾値の決定に関係していると指摘されている点は，注目に値します（Soubrie, 1986）。より一般的に言えば，セロトニンは，粗大運動の出力を促進し，感覚情報の処理を抑制する働きを持つとされています（Jacobs and Fornal, 1995）。

将来は，「ダーウィン精神医学」（McGuire and Troisi, 1998；Stevens and Price, 1996）がデータにより検証され，逆に特定タイプの介入の論拠として広く利用されることでしょう。しかし，その一方で，そのようなアプローチに推論的本質のあることを認識するだけでなく，うつ病のサブタイプの多くは，環境的ストレス因子に対する意味のある反応という解釈では説明できない場合のあることを強調することもまた重要です。

確かに，前に述べたように，抑うつ症状は，一般身体疾患の直接的な結果として発現することがあります。例えば，脳卒中に伴ううつ病は，喪失体験よりも脳の病変によって，よりよく説明されるでしょう。より一般的な例で言えば，個々の精神生物学的変化は，うつ病の重要なリスクファクターとなることがあり，それは，多くの場合，機能的な反応と考えるよりも，「機能不全」として扱う必要があるでしょう。同様に，急性うつ病エピソードの進化モデルは，慢性症状にはあてはまらないと考えられます。うつ病性障害において心理社会的ストレス因子が果たす役割は，初回エピソードの場合

のほうがその後のエピソードの場合よりも大きいことを最初に主張したのは，クレペリンでした。再発性うつ病に関する「燃え上がり」仮説は，疫学的 (Kendler et al, 2000)，生物学的 (Post, 1992)，認知的 (Segal et al, 1996) な観点から裏づけられています。また，うつ病のサブタイプ（双極性うつ病，季節性感情障害など）により，基礎にある機能不全の種類が異なると考えられます。

治　療

　うつ病の治療の重要な部分に，患者とのラポールを形成することと希望を与えることがあります。認知感情神経科学の観点から言えば，肯定的な社会的関係は，認知の「歪み」に対して良い影響を与えるだけでなく，直接的で有益な神経生物学的作用があると考えられます。例えば，触ることで，神経伝達物質と神経内分泌の作用を調節することが可能であるという所見 (O'Donnell, 1994) は，愛情に満ちた社会的相互作用の重要性を示している点で，多数の行動学，進化論の文献と一致しており，治療関係における「受容的環境 (holding environment)」の重要性を再認識させてくれます。

　多種類の抗うつ薬が利用可能となったことにより，うつ病の予後が著しく改善しています。新世代抗うつ薬が，忍容性に優れ，処方が簡単であることは広く認められており，薬物療法の第1選択薬として考えられる傾向にあります (Fawcett et al, 1999)。また，寛解を導く可能性がより高い，またはより迅速に効果が発現する特定の薬剤がないか，継続的に検討されています (Gelenberg and Chesen, 2000)。将来のうつ病治療について，過度に楽観的になることは避けなくてはなりませんが (van Praag, 1998)，うつ病の病因について理解を深めることが，恐らく，将来のより良い新薬の開発につながることでしょう。

同時に，うつ病の治療において，様々な心理療法が有益であることが証明されています。情報を同化する方法を制御し，さらにその情報の解釈を調節する認知感情構造が「スキーマ」です（Piaget, 1952）。抑うつスキーマの活性化は，否定的な記憶に対する潜在的な意識の集中，および活動性レベルの変化と関連があると考えられます。薬物療法は，このようなスキーマを伝達する前頭前野，線条体，扁桃体－海馬の各回路を変化させることが可能ですが，心理的，行動的介入もまた効果があります。認知感情神経科学の立場は，薬物療法，心理療法およびそれらの併用を支持します。

第1選択薬による薬物療法と心理療法の一方またはどちらも奏効しない患者については，診断が正しいか確認すること（双極性うつ病と一般身体疾患によるうつ病は除外します），早期外傷体験の可能性を確認すること，標準的な心理療法の有効性を低下させる不適応スキーマの存在を確認することに，特に注意を払わなくてはなりません（Stein and Young, 1992）。近年，うつ病の発症に介在する神経回路には多種多様な神経伝達物質が関与しており，難治性うつ病の薬物療法に，薬物の増強療法および併用療法を使用するのは当然であるという認識が広まっています。しかし，まずは適切な用量と投与期間により単剤療法を試し，認知行動的介入の必要性を考慮することが重要です。

うつ病の治療の一環として，精神障害にまつわるスティグマ撲滅および疾患の早期診断，早期治療を目指して広範な活動を展開する，消費者アドボカシーグループなどとの連携も当然必要です（Jorm et al, 1997）。社会の広範な部分で，うつ病は未だに，精神的な弱点，道徳的な欠陥，性格上の欠点として認識されています。うつ病は，他の精神疾患同様，複雑で多様な要因が介在して発症する医学的障害であり，早期の，的確な，エビデンスに基づく介入が必要であるというメッセージを社会に広める努力を続けなくてはなりません。

臨床医は，自分たちがこのようなアドボカシー活動にどのくらい貢献できるかについて，またこのような活動が患者にとっていかに有益であるかについて，過小評価していると言えるでしょう。

結　論

　うつ病は，単純に認知的枠組みに当てはめたり（身体的要因の重要性が見過されています，コンピュータはうつ病にかかりません），神経伝達物質の機能不全として片づけたり（社会文化的要因の重要性が見過されています）することはできません。同時に，うつ病がいつでも，単に有害な環境に対する意味のある反応として理解できるということなどありえません（臨床場面では，不合理な反応，すなわち「誤」反応がうつ病の特徴である場合が多くあります）。

　実際，うつ病は，その症状の根拠を「脳と心のメカニズム」におけるウェットウェアおよび人間の社会的相互作用に求めるモデルにより理解が可能であると言えます。まず，「脳と心のメカニズム」の機能不全という概念の導入により，うつ病の特徴である特定の認知的な歪みと身体症状の両方を詳細に分析することの説明的根拠が生まれます。さらに，社会的な喪失体験，ストレス因子，援助の役割を理解することも，うつ病の体験と表出を解明する上で非常に重要です。このように，様々なデータを扱う単一の枠組みを提供できる統合的なアプローチのみが，うつ病の複雑さに対応できる十分な能力を備えているのです。

　うつ病研究の多次元的，総合的アプローチを採用する際に，精神病理の側面だけでなく，回復力（resilience）に注目することも重要でしょう。うつ病における海馬の萎縮と神経伝達物質の機能不全は，うつ病が回復不能で難治性の疾患であることを意味するものであると解釈してはいけません。そのように結論することは，人間の

旺盛な回復力と現代治療の強力な効果に矛盾するものです。確かに，基礎，臨床の両研究場面において，神経可塑性に対する認識が高まっています。将来のうつ病研究では，恐らく，ストレス因子が神経回路に及ぼす否定的影響に加え，抗うつ薬による介入の持つ神経栄養作用が中心的研究対象となることでしょう (Lesch, 2001)。

第 3 章

全般性不安障害

症状とアセスメント

　全般性不安障害（GAD）は，疫学的研究では中程度によく見られる不安障害ですが（Kessler, 2001），プライマリケアの医療現場では最もよく見られる不安障害です（Maier et al, 2000）。以前の分類である「不安神経症」に近い，広義の構成概念に従えば，コミュニティと診療所における有病率はさらに高くなるでしょう。GAD は，慢性の，能力障害を伴う障害であり，女性においてより多く，発病年齢は 10 代に始まり，累積生涯有病率は 40 代半ばまで年齢にほぼ比例して増加します。

　GAD の診断には，かつて論争がありました。DSM-III では当初，GAD を残遺障害と位置づけており，その後の DSM シリーズの著者も，他の障害との共存率が高いとされていたため，同様に GAD を別の疾患の前駆障害または重症度マーカーとして概念化するべきであると主張しました。しかし，GAD の共存率はうつ病などの他の障害の共存率と比べ決して高くないことを示すエビデンスがあり，コンセンサスの高まりにより，GAD は特定の精神生物学的特徴を持つ独立した疾患として見られるようになりました（Kessler,

表 3.1　GAD の症状（DSM-IV-TR より改変）

(A)（仕事や学業などの）多数の出来事または活動についての過剰な不安と心配（予期憂慮）が，少なくとも6カ月間，起こる日のほうが起こらない日より多い。
(B) その人は，その心配を制御することが難しいと感じている。
(C) 不安と心配は，以下の6つの症状のうち3つ（またはそれ以上）を伴っている（過去6カ月間，少なくとも数個の症状が，ある日のほうがない日より多い）。
  1．落ち着きのなさ，または緊張感または過敏
  2．疲労しやすいこと
  3．集中困難，または心が空白になること
  4．いらだたしさ
  5．筋肉の緊張
  6．睡眠障害（入眠または睡眠維持の困難，または落ち着かず熟睡感のない睡眠）
(D) 不安と心配の対象がI軸障害の特徴に限られていない。
(E) 不安，心配，または身体症状が，臨床上著しい苦痛，または社会的，職業的，または他の重要な領域における機能の障害を引き起こしている。
(F) 障害は，物質（例：乱用薬物，投薬）または一般身体疾患（例：甲状腺機能亢進症）の直接的な生理学的作用によるものではなく，気分障害，精神病性障害，または広汎性発達障害の期間中にのみ起こるものでもない。

DSM-IV-TR 精神疾患の診断・統計マニュアル．米国精神医学会編，2000 年（医学書院）より改変して引用。

2001）。

　GAD の特徴は，制御が困難な心配と，様々な身体症状（表 3.1）です。DSM において「心配」が強調される度合いが増し，その分「緊張」の記述が減ったことを，多くの研究者が批判しています（Rickels and Rynn, 2001）。実際，「緊張性障害」という用語のほうがより適切であると思える点があります。GAD の特徴として，心的緊張（焦燥，不眠）と身体的緊張（筋緊張，疼痛，うずき）の両方があるからです。このような緊張の結果として心配が現れる可

能性があり，その場合，心配は回避行動と解釈することが可能です。

　GADのアセスメントには，心的および身体的症状の経過，共存症としての気分障害および不安障害，機能的損傷の判定・評価が必要です。心理社会的ストレス因子と援助の特定も必要です。GAD患者は，医療サービスの利用度が高いことがわかっており，一般身体疾患と物質使用が不安症状を引き起こす可能性のあることもまた忘れてはなりません。それらによる不安はGADから除外しなくてはなりません。

　GAD症状の重症度の測定方法の1つにハミルトン不安評価尺度（Hamilton Anxiety Rating Scale）があります。この尺度は，ハミルトンうつ病評価尺度（Hamilton Depression Rating Scale）の姉妹版として開発されたもので，特に全般性不安を反映すると考えられる症状に対応しています。臨床診療の場においては，DSM-IVのGAD診断基準から作成した尺度（付録の表A.2参照）もまた有効でしょう。ただし，この測定法を利用した心理測定データは，まだ発表されていません。

認知感情機能に関する考察：将来を計画する

　うつ病症状は，過去に起きたことに基づいているのが特徴であるのに対して，GAD症状は，将来の危害の予期に関係しています。実際，不安障害患者が将来の否定的な出来事を予期する傾向が高いことを示す実証的研究の文献があります（MacLeod and Byrne, 1993）。このような予期には，多くの脳の領域が関与していると考えられ，例えば，前頭前野は，計画，予測などの実行機能の伝達において重要な役割を果たすことから，GADへの関与が想定されます。

　さらに，GAD症状には，「基礎恐怖回路」とでもいうべきもの

の全般的な活性化が関与していると考えられます。不安障害患者は，脅威に関する手がかりに選択的に注意しますが，必ずしも意識的にそうしているわけではありません (Macleod and Byrne, 1993)。「恐怖条件づけ」については，第5章で詳細に論じますが，本章では，扁桃体がこの基本的プロセスにおいて極めて重要な役割を果たしていることを述べておきます。また，分界条床核（扁桃体延長部の一部）が浮動性不安において特に重要であるとする仮説があります (Davis and Whalen, 2001)。海馬は，葛藤 (Gray and McNaughton, 1996) または回避が関係するより複雑な状況において，特に関係があると考えられています。

正常な対照群における否定的感情の誘発を研究対象とする脳イメージングの文献が増大しています。所見は誘発の方法など様々な要因により異なりますが，下前頭葉皮質領域と前側頭領域の活性化が，不安など様々な感情を引き起こすことが実証されています (Kimbrell et al, 1999)。

眼窩前頭領域は，（外因的ではなく）内因的に生成された感情表出により活性化される傾向が特に高いとされています (Zald and Kim, 1996)。情動処理進行中における前側頭葉の活性化は，文脈の評価に関与しているためと考えられるのに対し，扁桃体の活性化は，感情の体験そのものの影響であると考えられます (Dolan et al, 2000)。

GAD は独立した障害であるという認識が広まりつつありますが，GAD に続いてうつ病が発症することが多いことは，まだ強調しておくことが重要です。この時間的関係については，数種類の説明があります（表 3.2）。GAD に続いてうつ病を発症した患者の場合，症状は，将来の危害の予期によるものだけに留まりません。

表 3.2 GAD とうつ病の時間的関係に関する説明

生物学的説明：ガンマアミノ酪酸（GABA）系の機能不全が不安を発生させ，究極的にモノアミン系の変化を招き，抑うつを発生させる（Roy-Byrne and Katon, 1997）。

行動生物学的説明：母子分離の後，乳児霊長類（サル）は抗議（不安の原型）の様子を見せ，その後絶望（抑うつの原型）に至る（Bowlby, 1980）。

認知的説明：不安は，ストレス因子に直面した時の初期の不確かな無力感に関係している。抑うつは，望みのない状況が明らかになってはじめて現れる（Beck, 1967）。

GAD の神経回路

　GAD の病因に関する文献は，まだ初期段階にあります。しかし，多くの研究テーマが出現しています。最初の疑問は，GAD の病因がうつ病の病因と何らかの点で異なるのか否かという問題です。よく知られた双生児研究によると，GAD と大うつ病（MD）には，共通の遺伝的要因が関係しているものの，本質的に異なる非家族性の環境的リスク要因が関与しており，人生体験が異なることにより，不安障害と気分障害のそれぞれを発症しやすい傾向が形成されると考えられます（Kendler et al, 1992）。

　しかし，この研究には方法論の面で批判がありました（Kessler et al, 1999）。また，GAD と MD には別々の遺伝的要因が介在していることを示す実証的研究もあり，GAD を独立した障害であるとする最近の一般的な理解とも一致した所見が得られています。同様に，例えば，別の双生児研究で，GAD と MD の伝達経路の異なることが認められています（Torgersen, 1990）。

　実際，予備的な脳イメージングの研究により，GAD の特徴として，多くの特定の異常が見られることが示されています（図 3.1）。

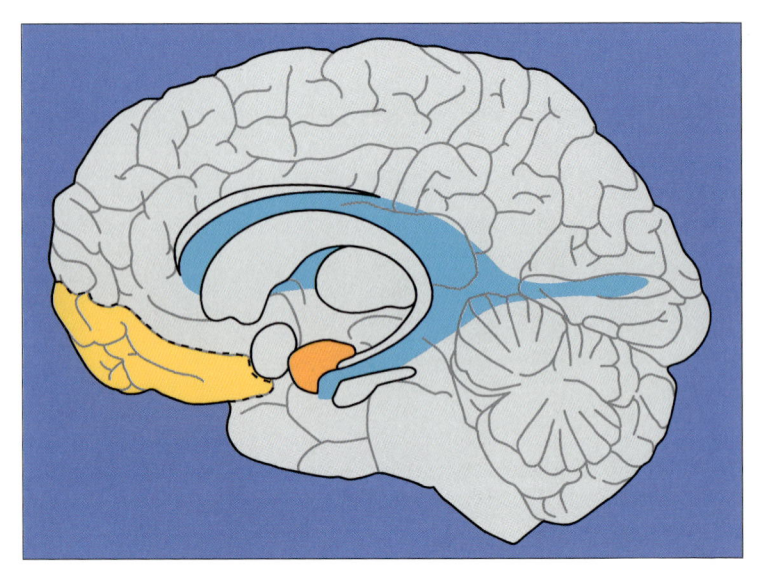

図3.1 GADの機能的神経構造：扁桃体および恐らくは前頭前野にも見られる活動性の上昇

例えば，GAD患者には，扁桃体の体積の増大（De Bellis et al 2000 b），側頭極におけるベンゾジアゼピン受容体結合の異常（Tiihonen et al, 1997 b）があると考えられます。初期の局所脳波の研究において，GAD患者と健常者では側頭領域に違いがあることが指摘されており（Buchsbaum et al, 1985），その後の陽電子放射断層撮影（PET）研究もまた，GADにおける側頭領域の異常を報告しています（Wu et al, 1991）。

GADのもう1つの特徴に，前頭葉領域における活動性の上昇があります（Wu et al, 1991）。さらに，強迫性障害（OCD），外傷後ストレス障害（PTSD），単一恐怖症における症状誘発研究のPETデータをプールし分析した研究では，右下前頭葉皮質，旁辺縁系構

造（右内側後眼窩前頭皮質，両側島皮質），両側レンズ核および両側脳幹病巣の活性化が認められています（Rauch et al, 1997 b）。この所見は，下前頭葉皮質と旁辺縁系がGAD発症に何らかの役割を果たしていることの間接的エビデンスであると言えます。それらは，様々な不安症状において，感覚皮質，運動皮質，連合皮質から辺縁系に至るパイプの役割を果たしていると考えられます。

神経回路と神経化学

　動物研究において，セロトニン（5-HT）の機能低下が，環境手がかりに対する過敏性と脅威に対する反応性の増大とに関連のあることが示されています（Handley, 1995；Lightowler et al, 1994）。ノックアウトモデルによる研究では，特定のセロトニン受容体サブタイプと不安との間に重要なつながりのあることが裏づけられています（Parks et al, 1998； Ramboz et al, 1998）。さらに，社会的相互作用テストという，名称とは異なりGADのモデルに相当するテストにより，選択的セロトニン再取り込み阻害薬（SSRI）に抗不安作用のあることが示されています（Lightowler et al, 1994）。

　一般の人を対象にした研究により，セロトニントランスポーター（5-HTTP）タンパクのS/S型対立遺伝子と特性不安の間には関連のある可能性が示唆されていますが，すべての研究で一貫した結果が得られてはいません（Lesch, 2001）。しかし，GADにおいて，セロトニンの脳脊髄液（CSF）中濃度の低下と血小板パロキセチン結合の減少が観察されています（Iny et al, 1994）。さらに，非特異的セロトニンアゴニストであるm-クロロフェニルピペラジン（mCPP）の投与は，GAD患者の不安と敵対心を増大させるという結果も報告されています（Germine et al, 1992）。

　また，治療データもセロトニン系がGADの発症に何らかの役割

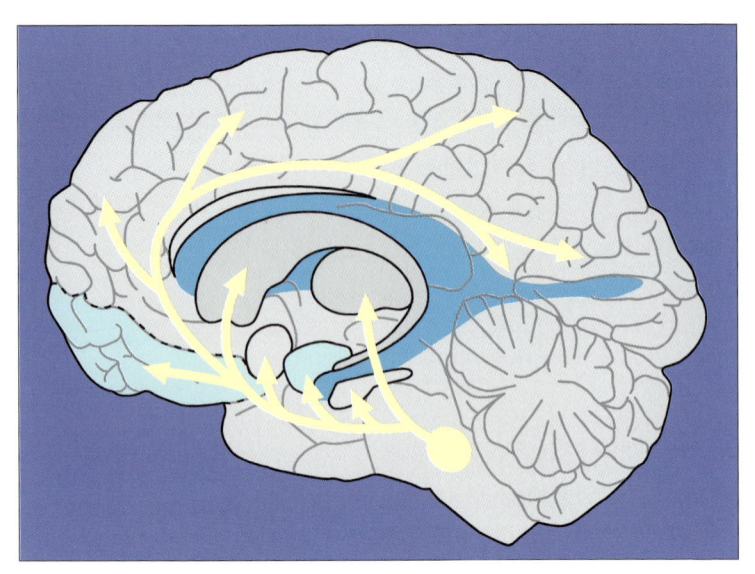

図 3.2 GAD の機能的神経構造に対する SSRI の作用:扁桃体および前頭前野領域における活動の正常化

を果たしている可能性を支持しています。5-HT$_{1A}$ 部分アゴニストであるブスピロン(訳注:日本では未発売,タンドスピロンがある)は,効果が確実であるか不明であるにもかかわらず,長い間 GAD の治療薬として使用されています。さらに,SSRI は,GAD 治療における第 1 選択薬として考えられる傾向が高まっています(Ballenger et al, 2001)。

不安におけるセロトニン系の役割をイメージングにより解明しようとする試みが注目を集めています(Tauscher et al, 2001)。しかしながら,今日まで,SSRI が GAD の機能的神経構造に及ぼす効果に関しては,ほとんどデータがありません。それでも,他の気分障害や不安障害の場合と同様,SSRI には機能不全のある回路を正常化する能力があると仮定できるでしょう(図 3.2)。

セロトニン系以外の神経化学系もまた，GAD 発症に関与しています。例えば，ノルアドレナリン系は，脅威を感じるまたはつらい状況において顕著な事象に注意を集中する上で重要な役割を果たしていることが示されています（Robins and Everitt, 1995）。確かに，ノルアドレナリン系は，恐怖に関する動物モデル研究において，その関与が強く示唆されています（Redmond, 1986）。

　GAD の臨床研究においては，血漿ノルエピネフリン（ノルアドレナリン）濃度および 3-メトキシ-4-ヒドロキシフェニルエチレングリコール（MHPG）値が上昇し，辺縁系における血小板 α 2 アドレナリン受容体の結合部位が減少していることが報告されていますが，ノルアドレナリンの静的測定値を求めた研究の結果がすべて一貫しているというわけではありません。より動的なプローブによるアドレナリン計測では，アドレナリン受容体の感受性低下が認められ，これは恐らく循環カテコールアミン量が高いことへの適応の結果と考えられます（Nutt, 2001）。

　さらに，セロトニン，ノルアドレナリン両方の再取り込み阻害薬であるベンラファキシン（訳注：セロトニンとノルアドレナリンの再取り込みを阻害する SNRI の代表的薬剤。日本では承認申請中）は，GAD の治療に有効であると考えられます（Sussman and Stein, 2002）。青斑核（LC）からは，扁桃体など不安反応に関与する構造に投射があることがわかっており，ノルアドレナリンの GAD への関与は，上に述べた神経構造のモデルとも矛盾するものではありません。

　ガンマアミノ酪酸（GABA）受容体複合体が GAD に関与していることは，GAD にベンゾジアゼピンが奏効することを示した研究をはじめ多くの研究により裏づけられています（Sussman and Stein, 2002）。不安患者（Weizman et al, 1987）と GAD 患者（Rocca et al, 1991）においては，ベンゾジアゼピン結合能の低下

が認められ，ベンゾジアゼピン治療後にそれが正常化したことが報告されています。さらに，女性の GAD 患者を対象とした研究では，左側頭極のベンゾジアゼピン受容体結合が著しく低下していることが見出されています（Tiihonen et al, 1997 b）。GABA は脳内の主要な抑制神経伝達物質であり，辺縁系および傍辺縁系領域には，ベンゾジアゼピンの作用の対象である α_2 および $GABA_A$ 受容体が特に密集しています（Löw et al, 2001）。

進化論的考察：予期的警報（future alarm）

不安は，恐らく長い進化の歴史の結果であり（Darwin, 1965；Stein and Bouwer, 1997 a），危険信号への反応として発生したものが，個々の有機体およびその種の歴史の過程で，同様な危険を回避するという一連の反応傾向を形成するに至ったと考えられます。そして，発達段階において適応性が向上するにつれ，様々な恐怖反応が出現したと考えられます。

アメフラシ属のような単純な有機体においてさえ，単純な条件づけと感作が生じます。より複雑な有機体では，条件反応に，感情，認知，運動の要素が絡んで不安反応となります。興味深いことに，神経生物学的メカニズムには何らかの連続性があるようです。そのため，アメフラシ属では，シナプス前促通により，条件づけの結果セロトニン放出が増加します（Kandel, 1983）。

恐怖条件づけには遺伝的要因と環境的要因が複雑に絡み合っていることを強調しておくことが重要です。恐怖条件づけに学習が必要なことは明らかです。しかし，恐怖条件づけがより形成されやすい，習慣形成がされにくいといった要因の一方または両方を決定する役割を持つ特定の遺伝子の存在が解明されつつあります（Flint, 1997）。

GADは，非特異的な不安・緊張という形の警報（予期的警報）であると考えることができます。実際，全般性不安が実体のはっきりとわからない脅威に対処する中で進化してきたのに対し，不安のサブタイプは，特定の危険に対処する中で進化してきたとする説があります（Marks and Nesse, 1994）。しかし，不安は多種多様な危険に対する防衛反応であり，恐怖に対する警報のサブタイプ（次章以降参照）は，それぞれが完全に区別できるわけではありません。

　GADは進化に基づく誤警報（false alarm）であるとする説を裏づけるためには，警報を発する閾値の低いことが不適応と関連のあることを示すエビデンスが見出せればよいと考えられます。まず，危害を回避することが少なく，セロトニンの機能低下を示す霊長類は罹病率が高いことがわかっています（Higley et al, 1996）。

　同様に，不安・緊張という警報を発しすぎる人は，反社会的性質を持つと推測されます。なぜなら，このような人々は，潜在的に危険な状況に対し，適応的な反応を示さないと考えられるからです。

　興味深いデータとして，反社会性パーソナリティ障害（ASPD）に関する初期の電気生理学的研究によると，被験者は「覚醒」を示さなかったことが報告されています。また，最近では，前頭葉の活動性の低下と衝動的攻撃性の間に関連があることを示すエビデンスが数多く発表されています（Davidson et al, 2001；Stein, 2000）。これは，GAD患者において前頭領域における活動性が上昇することと対照的な結果と言えます。

治　療

　GAD患者は，臨床医にとって大きな悩みの種と感じられるでしょう。何度も確認を求める，身体症状の管理がうまくできない，ベンゾジアゼピンの用量を勝手に増やしてしまうなどのために，残念

ながら，医師が怒りに満ちた逆転移に陥ってしまうことがあります。そのため，多くの障害の場合と同様，治療の第一歩は，疾患の説明モデルを患者に納得させることになります。まず，患者が抱くGADのモデルを理解することから始め，それができたところで，話し合いを始めることが可能となります。その中で，医師は，医師が持つGADのモデル，すなわち，認知的症状と身体的症状が併存することが特徴で，様々な治療介入が有効な医学的障害であるとするモデルを患者に納得させます。

　ベンゾジアゼピンとブスピロンは，長い間慢性不安の治療薬として使用されてきました。しかし，現在では，有効性が高く，作用する領域が広く，忍容性が良好なことから，新世代の抗うつ薬が，GADの第1選択薬物療法として推奨されています（Ballenger et al, 2001）。なかでも，ベンラファキシンとSSRIの数剤は，GADを適応として認可されています。ベンゾジアゼピンが身体的症状に特に有効であるのに対し，抗うつ薬は，身体的症状と心的症状の両方に有効とみられます。また，理論的には，抗うつ薬による早期治療により，未治療GADの経過に特徴的である，共存症のうつ病の発症を予防することが可能と考えられます。

　すべての主要な不安障害について，認知行動療法もまた効果的です。患者は，不安に耐え，回避を抑制するよう励ましを受けます。GADの場合には，特定の「心配する時間」を別に設け，その他の時間には心配しないよう努めます。また，様々な不安障害は，特定の不安スキーマが存在するのが特徴であり，それぞれの潜在的危害に対し選択的に注意を向ける傾向があります。GADの心理療法においては，特別なテクニック（人と会う重要な会合について話す，ロールプレイングを行うなど）により予期的な危害に関するスキーマを活性化し，その後で，スキーマの過程の再評価と再構築を行います。

GADの薬物療法と心理療法を比較した研究や，それらの最適な施行順序を検討した研究は比較的少数しかありません。また，臨床状況における（臨床試験の状況ではなく）GADの治療について検討した研究もほとんどありません。患者は，治療の各時点により異なる介入を必要としています。例えば，特にストレスの強い時期には，ベンゾジアゼピンの短期投与が効果的でしょう。臨床上の判断が，個々の患者にとって最良の治療方法を決定する上で常に鍵を握っています。多種多様な介入を適切に使用することにより，GAD治療が効果を発揮し，結果的に成功をもたらすのです。

結　論

　GADは，特定の認知プロセスまたは神経伝達物質系の機能不全として分類できず，また単に，通常のストレス因子に対する合理的な反応として捉えることもできない，複雑な障害です。本章では，GAD患者が体験している，不安と緊張に支配された世界について論じました。そこには，誤った，不特定対象の予期的警報が関係しており，問題となるウェットウェアには，多くの神経構造的，神経化学的システムが関与していると考えられます。

　診療においては，GADだけでなく，GAD—うつ病—身体化の3主徴を確認し，治療することが重要です（Stein et al, 2001）。この3主徴の症状は，世界中で一般的に認められますが，患者の体験と表出は，国と時代により異なる場合があります。例えば，19世紀の米国では「神経衰弱」が一般的な診断で，東洋では今でも広く使用されています。

　幸いなことに，GADの治療には，薬物療法と心理療法がともに有効です。早期の診断と介入が，その後の気分障害などの共存症発症を予防すると考えるのが，至極妥当と思われます。プライマリケ

ア医師は，大半のGAD患者に遭遇する可能性が高いため，この重要な疾患を確認，治療できるよう十分なトレーニングを受けておく必要があります。

第 4 章

強迫性障害

症状とアセスメント

　米国診療区域別疫学（United States Epidemiological Catchment Area：ECA）研究（Robins et al, 1984）によれば，強迫性障害（OCD）は米国で4番目に多い精神障害であり，世界の多くの地域で生涯有病率が2~3％となっています（Weissman et al, 1994）。さらに，死亡率と罹患率を調査した画期的な研究では，OCDはあらゆる医学的障害の中で能力障害の程度が10番目に大きいことが示されています（Murray and Lopez, 1996）。実際に米国などでは，OCDが国家経済にもたらす負担は，毎年数十億ドルに上ることが示唆されています（Hollander et al, 1997）。

　OCDの特徴は，強迫観念と強迫行為です（表4.1）。強迫観念は，不安を増大させる侵入的な思考や観念，心像のことであり，強迫行為は，強迫観念によって生じる不安を軽減するために行う反復的な儀式や心の中で行う行為を言います。患者は広範囲に及ぶ，様々な種類の強迫観念や強迫行為を訴えますが，そのテーマは，個々の患者（表4.2）や文化の違いにもかかわらず驚くほど一貫しています（Stein and Rapoport, 1996）。

表 4.1 OCD の症状（DSM-IV-TR より改変）

(A) 強迫観念または強迫行為のどちらか。

強迫観念は以下によって定義される：
  (1) 反復的，持続的な思考，衝動，または心像であり，それは障害の期間の一時期には，侵入的で不適切なものとして体験されており，強い不安や苦痛を引き起こす。
  (2) その思考，衝動または心像は，単に現実生活の問題についての過剰な心配ではない。
  (3) その人は，この思考，衝動，または心像を無視したり抑制したり，または何か他の思考または行為によって中和しようと試みる。
  (4) その人は，その強迫的な思考，衝動，または心像が（思考吹入の場合のように外部から強制されたものではなく）自分自身の心の産物であると認識している。

強迫行為は以下によって定義される：
  (1) 反復行動（例：手を洗う，順番に並べる，確認する）または心の中の行為（例：祈る，数を数える，声を出さずに言葉を繰り返す）であり，その人は強迫観念に反応して，または厳密に適用しなくてはならない規則に従って，それを行うよう駆り立てられていると感じている。
  (2) その行動や心の中の行為は，苦痛を予防したり，緩和したり，または何か恐ろしい出来事や状況を避けることを目的としている。しかし，この行動や心の中の行為は，それによって中和したり予防したりしようとしていることとは現実的関連をもっていないし，または明らかに過剰である。

(B) この障害の経過のある時点で，その人は，その強迫観念または強迫行為が過剰である，または不合理であると認識したことがある。
(C) 強迫観念または強迫行為は，強い苦痛を感じ，時間を浪費させ（1日1時間以上かかる），またはその人の正常な毎日の生活習慣，職業(または学業)機能，または日常の社会的活動，他者との人間関係を著明に障害している。
(D) 他の障害が存在している場合，強迫観念または強迫行為の内容がそれに限定されていない。
(E) その障害は，物質（例：乱用薬物，投薬）または一般身体疾患の直接的な生理学的作用によるものではない。

DSM-IV-TR 精神疾患の診断・統計マニュアル．米国精神医学会編，2000 年（医学書院）より改変して引用。

表4.2 OCDに典型的に見られる強迫観念とその結果生じる強迫行為

強迫観念	強迫行為
汚染されているのではないかという懸念	洗う，シャワーを浴びる
病的な疑念	確認する，祈る
対称性へのこだわり	順番に並べる，整頓して並べる
蓄えに関する懸念	ものを貯め込む行動

表4.3 OCDのサブタイプ

- 早期発症型 対 晩期発症型（早期発症型のほうが男女比が高い）
- チックを伴う型 対 伴わない型（チックを伴う患者はSSRIが奏効しないことが多い）
- 微細神経学的徴候が著明な型 対 著明でない型（微細神経学的徴候が著明な患者はSSRIが奏効しないことが多い）

　こうした均質性が見られる一方で，OCDの種々のサブグループを明らかにすることにより，OCDに対する理解を深め，治療を向上させようとする試みも次第に増えてきています（表4.3）。例えば，OCDの多様な症状は4つの因子に集約することが可能だというエビデンスも示されており，各症状因子には，それぞれ少しずつ異なる神経生物学的要因が関与しているとされています（Leckman et al, 1997）。したがって，OCDに併発するチックの存在には，特定の治療的意味合いが含まれていると思われます。

　疾病分類学上議論を呼んでいるもう1つの点は，強迫スペクトル障害と推定される種々の障害の存在です（表4.4）。どの障害がこのスペクトルに属するのかについては依然として異論があるものの，現象学的，神経生物学的にOCDとかなり重複する，様々な疾患が存在します。とりわけ，侵入的で反復的な症状を特徴とするいくつかの障害は，ノルアドレナリン再取り込み阻害薬（NRI）に比べ，

表 4.4 強迫スペクトル障害と推定される障害

身体醜形障害：自身の外見に欠陥があると思い込み，それにとらわれていること

自己臭症候群：自分の身体が嫌な臭いを発していると思い込み，それにとらわれていること

心気症：診察や検査をして問題ないと保証されているにもかかわらず，医学的な障害があるという考えにとらわれていること

抜毛症：緊張が高まると繰り返し毛を抜き，毛を抜くと緊張が軽減されるもの

トゥレット症候群：成人期以前に始まり，長期間にわたって運動性チックおよび音声チックが生じるもの

セロトニン再取り込み阻害薬（SRI）に選択的に反応します。こうした障害には，OCDそれ自体以外に，身体醜形障害，おそらくは自己臭症候群，心気症，抜毛症，トゥレット症候群および自閉症に見られる強迫症状などが挙げられます。これらの障害の中には，特にOCDとトゥレット症候群がそうであるように，神経解剖学的，神経免疫学的，神経遺伝学的にも重複する部分のある障害が含まれると考えられます（Stein, 2001 b）。

OCDおよび強迫スペクトル障害と推定される多くの障害が示す症状の重症度は，エール・ブラウン大学強迫性障害評価尺度（Yale-Brown Obsessive-Compulsive Scale：YBOCS）（Goodman et al, 1989）を用いて測定することができます（付録の表A.3参照）。患者は，症状チェックリスト記入後に，強迫観念と強迫行為に関する各5項目の評定を行います。この尺度はわかりやすく，信頼性と妥当性に優れていることが実証されています。小児用も作られています。

表 4.5 皮質―線条体―視床―皮質 (CSTC) 回路

回路	前頭葉皮質	線条体	視床
感覚運動	運動・体性感覚	被殻	腹外側部 前腹側部
背側	背外側前頭前野	尾状核背外側部	前腹側部 背内側部
腹側	外側眼窩皮質	尾状核腹内側部	腹内側部 背内側部
辺縁系	前部帯状回	側坐核	背内側部

認知感情機能に関する考察:手続戦略

　正常な認知感情機能に必要不可欠な構成要素の1つは,認知と運動のプログラムの選択・維持・開始です。これらのプログラムは,「習慣システム (habit system)」(Mishkin and Petri, 1984),「反応セット (response set)」(Robins and Brown, 1990),「方法的動員 (procedural mobilization)」(Saint-Cyr et al, 1995) などと呼ばれています。OCDの症状が常同行動に関係していることを考えると,OCDには手続機能の障害が関係している可能性が最も高いと思われます。

　手続の潜在学習と学習後の自動的遂行には,皮質―線条体―視床―皮質 (CSTC) 系が非常に重要な役割を果たしている可能性が高いと考えられます。複数のCSTC回路が並行して存在し,それぞれの回路が,少しずつ領域の異なる認知感情機能を支配しています (Alexander et al, 1986) (表 4.5,図 4.1~図 4.5)。

　腹側のCSTC回路 (図 4.3) は,行動的に重要な刺激の認識 (およびエラー検出) や,自律神経反応と目標志向的反応の調整

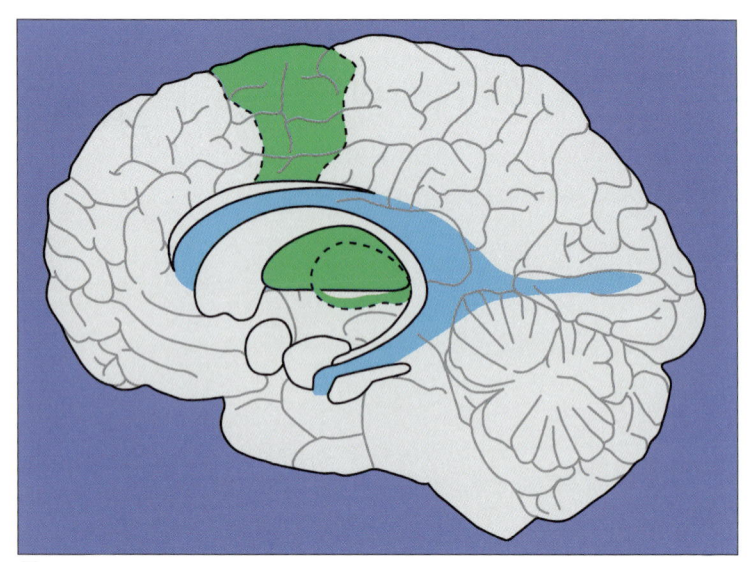

図 4.1 感覚運動 CSTC 回路：感覚運動皮質，被殻，視床

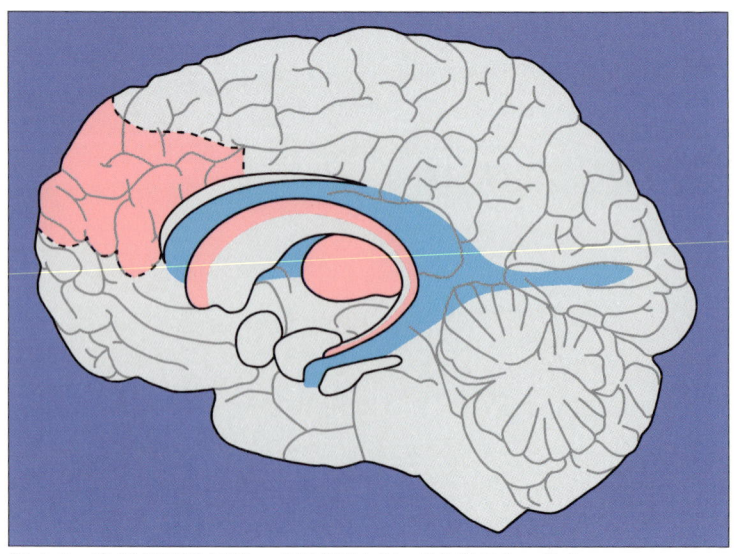

図 4.2 背側 CSTC 回路：背側前頭皮質，背側線条体，視床

郵便はがき

168-8790

料金受取人払郵便

杉並南支店承認

1633

差出有効期間
平成21年12月
1日まで
（切手をお貼りになる必要はございません）

（受取人）
東京都杉並区
上高井戸1―2―5

星和書店
愛読者カード係 行

|ılıl·ılı·ıllı·ıllıı···ıl·ıılı·ılıılı·ıllı·ıllı·ıllı·ıllı·ıll|

書名　**不安とうつの脳と心のメカニズム**

★本書についてのご意見・ご感想

★今後どのような出版物を期待されますか

書名　**不安とうつの脳と心のメカニズム**

★本書を何でお知りになりましたか。
1. 新聞記事・新聞広告（　　　　　　　　　　　　　　　　　　　）新聞
2. 雑誌記事・雑誌広告（雑誌名：　　　　　　　　　　　　　　　　　　）
3. 小社ホームページ
4. その他インターネット上（サイト名：　　　　　　　　　　　　　　　）
5. 書店で見て（　　　　　　）市・区・県（　　　　　　　　　）書店
6. 人（　　　　　　　　　）にすすめられて
7. 小社からのご案内物・DM
8. 小社出版物の巻末広告・刊行案内
9. その他（　　　　　　　　　　　　　　　　　　　　　　　　　　）

(フリガナ)

お名前　　　　　　　　　　　　　　　　　　　　　　（　　　）歳

ご住所（ a.ご勤務先　　b.ご自宅 ）
〒

電話　　　（　　　）

e-mail:

電子メールでお知らせ・ご案内を
お送りしてもよろしいでしょうか　　　　　　（ a. 良い　　b. 良くない ）

ご専門

所属学会

Book Club PSYCHE会員番号（　　　　　　　　　　　　　　　）

ご購入先（書店名・インターネットサイト名など）

図書目録をお送りしても
よろしいでしょうか　　　　　　　　　　　（ a. 良い　　b. 良くない ）

第 4 章 強迫性障害　55

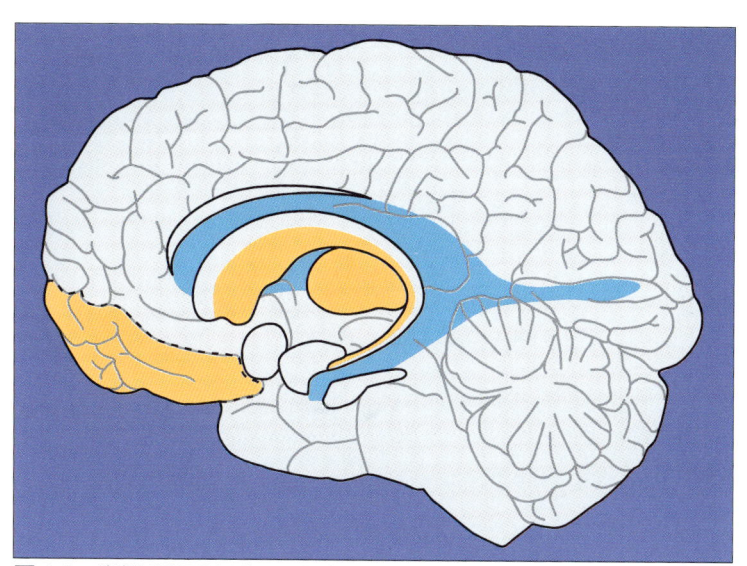

図 4.3　腹側 CSTC 回路：眼窩前頭皮質，腹側線条体，視床

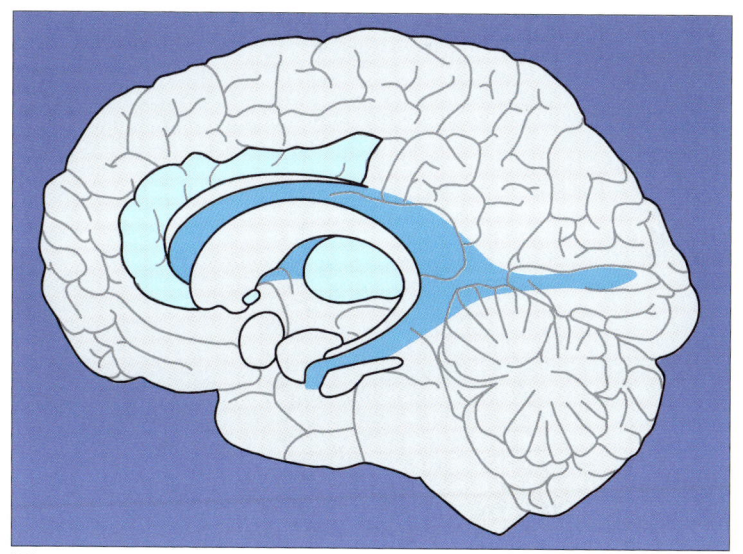

図 4.4　辺縁系 CSTC 回路：帯状回，側坐核，視床

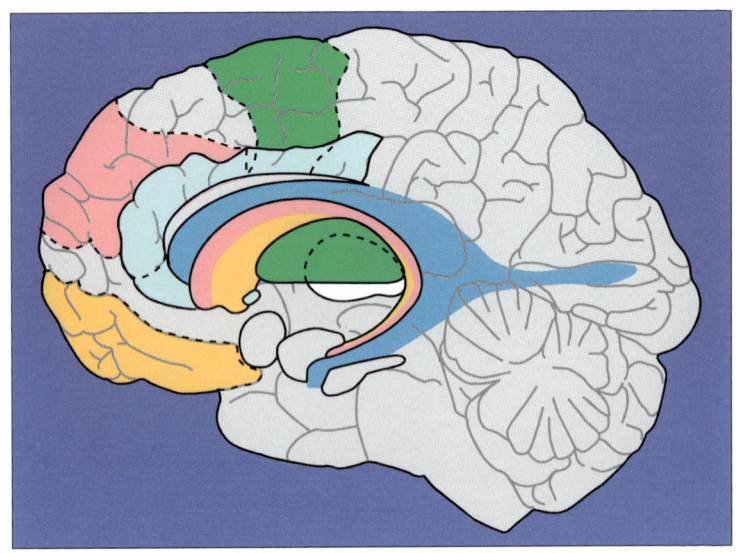

図 4.5 CSTC 回路の範囲：感覚運動，背側，腹側，辺縁系

(反応抑制と否定的感情の抑圧を含む) に重要な役割を果たしていると思われることから，OCD に関与している可能性がかなり高いと考えられます (Davidson et al, 2001 ; Rauch and Baxter, 1998 ; Zald and Kim, 1996)。トゥレット症候群では，より運動性の高い症状が，関連の CSTC 回路の介在により出現します (Stern et al, 2000)。

OCD の神経回路

OCD では CSTC 回路が断絶していることを示す様々なエビデンスがあります。OCD には神経学的問題があることを示唆した最初のエビデンスは，20 世紀初頭に起こったウイルス性嗜眠性脳炎の大流行の際だったと思われます。パーキンソン病の特徴を示す患者

表 4.6 OCD を伴う大脳基底核の病変

感染性／免疫性	：脳炎後パーキンソン症候群，シデナム舞踏病
外傷性／中毒性	：頭部損傷，スズメバチ刺傷，マンガン中毒
血管性／低酸素性	：脳梗塞，一酸化炭素中毒，新生児低酸素症
遺伝性／特発性	：トゥレット症候群，ハンチントン病，神経有棘赤血球症

に，強迫症状，チックとともに大脳基底核を含む限局性の脳病変が認められたのです (Cheyette and Cummings, 1995)。

大脳基底核に併発病変が認められる他の神経障害も，強迫症状を呈することがあります (Stein et al, 1994) (表 4.6)。特に興味深いのは，連鎖球菌感染症とそれに続いて発症する OCD およびチックとの間に関連があることであり (連鎖球菌感染に伴う小児自己免疫性神経精神障害，通称 PANDAS)，このことから，OCD には自己免疫因子が関与している可能性が示唆されています (Swedo et al, 1998)。

また，その他の様々なエビデンスにより，OCD に皮質－線条体が関与していることが指摘されています (Stein et al, 1994)。OCD 患者では，チックなどの微細神経学的徴候の増加が見られますが，これは大脳基底核の損傷の場合と一致しています。神経心理学的検査の所見もまた，CSTC の機能不全の場合と一致していると言えます。難治性 OCD に対する脳神経外科手術では，CSTC 回路に損傷を作出します。

しかし，おそらく最も説得力があるのは，構造的・機能的脳イメージングによるエビデンスでしょう (Rauch and Baxter, 1998)。多くの構造イメージング研究が，OCD に大脳基底核の異常があることを示しています。ただし，研究間で若干の不一致があり，基底核の体積の増加を示すデータと減少を示すデータがあります。興味深いことに，PANDAS 患者は大脳基底核が比較的大きく，それが

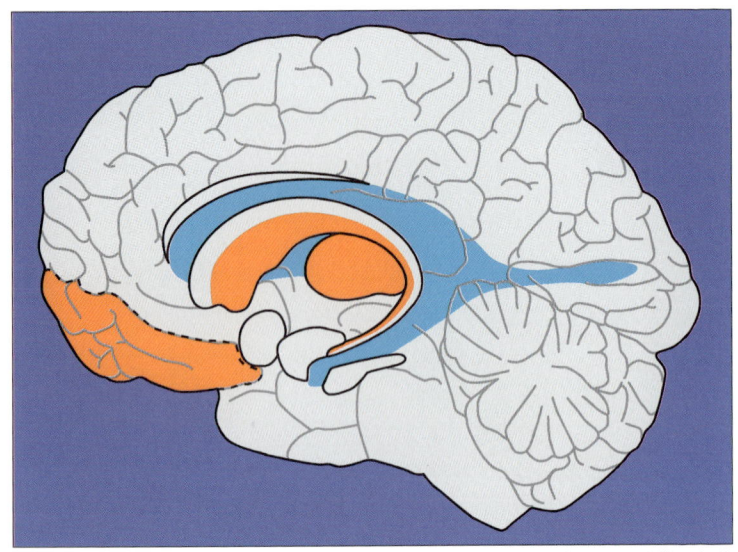

図 4.6 OCD の機能的神経構造：眼窩前頭皮質および腹側線条体の活動が亢進

時間の経過とともに萎縮していくと思われます。このような経時的な体積の変化が，研究間で結果に一貫性が見られないことの一因と考えられます。

　様々な脳機能イメージング研究により，OCD における CSTC の関与が指摘されています。治療前の OCD 患者では，眼窩前頭皮質，前部帯状回，および尾状核の活動が亢進していることが，複数の研究で示されています（図 4.6）。この活動亢進は，恐怖刺激に曝露されると悪化しますが，投薬または行動療法による治療が奏効すると正常化します（Baxter et al, 1992）（図 4.7）。

　OCD において CSTC の機能不全がどのようにして起こるのかという問題は，依然として未解決のままです。遺伝的要因，無酸素性脳障害に対する線条体回路の感受性の鋭敏化，情緒剥奪後の線条体における構造障害の出現，さらには広範囲にわたる神経化学的・神

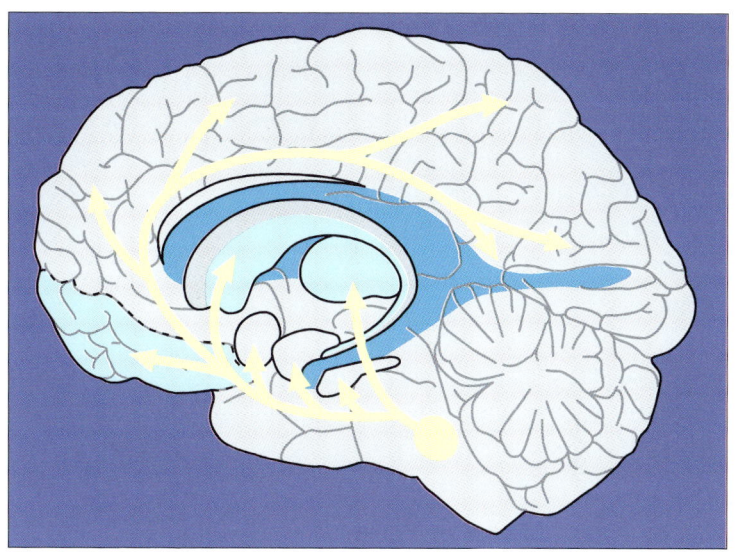

図4.7 OCDの機能的神経構造に対するSSRIの効果：眼窩前頭皮質および腹側線条体領域の活動が正常化

経免疫学的・神経内分泌的要因の影響など，様々なメカニズムがこれに関与していると思われます。

神経回路と神経化学

　以前に述べたように，OCDはセロトニン作用薬に対して選択的に反応することがよく知られています。他にも，OCDの発生にセロトニンが役割を果たしていることを裏づける所見がいくつか得られています。OCDにおける末梢マーカーを扱った文献には多少不一致が見られますが，OCDに関する初期の研究では，クロミプラミン治療時に脳脊髄液（CSF）中の5-ヒドロキシインドール酢酸（5-HIAA）が減少したことが示されています（Thoren et al,

表4.7 うつ病とOCDにおける治療原則

うつ病	OCD
セロトニン再取り込み阻害薬とノルアドレナリン再取り込み阻害薬の両方に反応する	セロトニン再取り込み阻害薬に選択的に反応する
適切な臨床試験期間は4〜6週間	適切な臨床試験期間は12週間
比較的低用量のセロトニン再取り込み阻害薬が有効な場合がある	比較的高用量のセロトニン再取り込み阻害薬が必要な場合がある
治療効果の増強にはリチウムと甲状腺ホルモンが用いられることがある	治療効果の増強にはドーパミン遮断薬が用いられることがある

1980)。OCDにおけるセロトニン系の「誘発（challenge）」に関する研究にも幾分不一致が見られますが，セロトニンアゴニストを投与するとOCDの症状が増悪する患者群が存在するようであり，この現象はSRI治療後には消失しています（Zohar et al, 1988）。

　セロトニン系は複雑な系であり，最近の研究の目的の1つは，OCDに最も関連のあるセロトニン受容体サブタイプを特定することです。例えば動物研究では5-HT_{1D}受容体に注目しています。選択的セロトニン再取り込み阻害薬（SSRI）投与時には，この神経終末の自己受容体（ブレーキ）の脱感作が徐々に起こり，セロトニン活性が増大します（ブレーキが緩められた状態）。動物において5-HT_{1D}受容体の脱感作を起こすためには，SRIの高用量投与を8週間以上続ける必要があり，これは，OCDではうつ病よりも高用量かつ長期間にわたるSRIの投与が必要なことを示す臨床所見と一致しています（El Mansari et al, 1995）（表4.7）。さらに，5-HT_2受容体も重要であると考えられます（Delgado and Moreno, 1998）。

　これらの所見は，OCDに関与する神経回路に関する私たちの知

見と合致するでしょうか。ここで重要なのは，CSTC回路がセロトニン系神経支配を強く受けているという点です。動物実験では，比較的高用量のSSRIを長期間投与することにより，眼窩前頭皮質の5-HT_{1D}受容体に脱感作が起きています。ヒトでは，特定の5-HT_{1D}受容体対立遺伝子とOCDのリスク上昇との間に関連性が見出されており（Mundo et al, 2000），5-HT_{1D}アゴニストであるスマトリプタンを投与すると，OCD患者の皮質－線条体回路の活性化に変化が生じます（Stein, 1999）。最も説得力があるのは，OCD患者ではSSRI治療後に，皮質－線条体回路の活動が正常化することです（Baxter et al, 1992）（図4.7）。

一方，セロトニン以外の系もOCDの発現に非常に重要な役割を果たしている可能性が高いと思われます。結局のところ，SRIが奏効するのは患者全体の40～60％程度にすぎず，セロトニンアゴニストであるm-クロロフェニルピペラジン（mCPP）による誘発に対して異常反応を示す患者も同程度にすぎません（Barr et al, 1992）。実際，セロトニン系の機能不全自体はOCDの発生病理に何の役割も果たしていない，あるいは微々たる役割しか果たしていないという可能性も十分あります。

なかでも，ドーパミン系は特に重要であると思われます。動物にドーパミンアゴニストを投与すると常同行動が増加し，ヒトでは強迫症状やチックが起こることがあります（Goodman et al, 1990）。反対に，ドーパミン遮断薬はチックの治療に有効であり，チックが認められるOCD患者にはSSRIが奏効しにくいのですが，こうした患者にはドーパミン遮断薬による増強療法が奏効するでしょう（McDougle et al, 1994）。

線条体がドーパミン系神経支配を受けていること，またセロトニン系とドーパミン系の相互作用を考えると，上記の所見はCSTCモデルとも一致しています。動物では，ドーパミンを尾状核に注入

すると口顔面の常同行動（毛づくろい，かみつき行動）が起こります（Fog and Pakkenberg, 1971）。線条体のドーパミン系回路は，チックを有するOCD患者や，不随意運動を特徴とするOCDスペクトル障害（トゥレット症候群など）の患者の場合に特に重要であると思われます。

その他，OCDに関係している可能性が高い系には，グルタミン酸系やオピオイド系，オキシトシンなど一部の神経ペプチド，さらにはステロイドホルモンなどがあります（Leckman et al, 1994；Stein, 1996）。しかし今のところ，OCDの薬物療法はドーパミン系とセロトニン系を標的とした介入に限られています。

進化論的考察：警報としての毛づくろい

OCDは，皮質－線条体回路の支配する手続が意識に侵入するのを抑制できないことが原因であると考えることができます。こうした考えは以下の点とも一致します。すなわち，(i) OCDの症状はテーマが限られており（洗う，貯め込むなどの行動），それらは進化にとって明らかに重要であること，(ii) 様々な研究がCSTC回路の機能不全を示唆しており，暗黙の認知の際に線条体領域ではなく側頭葉領域が活性化されること（Rauch et al, 1997 a），(iii) セロトニン系の異常が皮質－線条体回路を支配しており，その異常が脱抑制に関連していると思われることです。

興味深いのは，様々な手続がOCDと関連があると思われることです。多くの文献では，汚染と毛づくろいの増加に注目しています。動物モデルの中にはこうしたことの定式化と関連性が高いと思われるものがあり，これらのモデルでは，OCDの場合と極めてよく似た薬物療法への反応プロフィールが示されています（Rapoport et al, 1992；Stein et al, 1992）。実際，一部のOCDスペクトル障害

は，毛づくろい障害として概念化することが可能と考えられます（Stein et al, 1999 a）。ただし，OCD には他の手続も関連している場合があります。そうした戦略には，ものを貯め込むこと（Stein et al, 1999 b）や対称性の評価（ここにも特定の進化論的メカニズムが介在していると思われ，特に身体醜形障害に関係があると考えられます）などがあります。

　OCD の研究における重要な理論的問題の 1 つが，患者は強迫的なのか，それとも衝動的なのかという点です。フロイトはすでに，OCD が究極的には攻撃性の増加とそれを補償する防衛機制がもたらす障害であると論じています（Stein and Stone, 1997）。これを現代的な言葉に置き換えるならば，OCD は，（おそらくセロトニン系を中心とした）抑制メカニズムの喪失が関与しており，そこに明らかな補償因子（例えば，セロトニン系の活動亢進のエビデンスがある眼窩前頭皮質の活動亢進）が関係した障害として理解することができます。衝動的な患者では前頭葉の機能低下とセロトニン機能の低下が認められるのに対し，強迫的な患者では，前頭葉の機能亢進とセロトニン機能の亢進という補償反応も認めることができます（Stein and Hollander, 1993）。

　もう 1 つ重要な問題は，OCD は本当に不安障害なのかという点です（Montgomery, 1993）。確かに，OCD における主要な感情は恐怖ではないように思われます。実際，研究者の中には，OCD に特に関連がある感情は嫌悪であると論じる人々も登場しています（Stein et al, 2001）。興味深いことに，神経生物学的な試験では，恐怖と嫌悪を神経生物学的に分離することが可能であり，恐怖が扁桃体と関連があるのに対し（第 5 章参照），嫌悪には，OCD において中心的役割を果たしている CSTC 回路が介在しています。

治 療

　OCDの治療の第一歩は心理教育，すなわち，患者が自分の症状をどのように捉えているかを把握し，共通の考え方へと患者を導いていくことです。OCD患者の多くは，自分以外にも多くの人々が自分とよく似た恥ずかしい，あるいは無意味な強迫観念や強迫行為に悩んでいることを知り安心します。自分の症状を，解消されないままの罪悪感あるいはそれに類似した概念として捉えている患者もいますが，多くの患者は，神経細胞が「ショートした」など，神経に異常があるとする自分なりの考えを持っており，現代科学が概ね似たような考え方を支持していることを知ることにより納得すると考えられます。

　OCDの第1選択薬物療法は，セロトニン再取り込み阻害薬（SRI）です。SSRIは忍容性に優れているため，多くの場合，その中から1つを最初に使用します。しかし，OCDのメタアナリシスでは，クロミプラミンが特に有効な薬剤であると指摘されることが多く（Stein, Spadaccini, Hollander, 1995），治療抵抗性の患者の場合には，クロミプラミンも十分検討に値する薬剤です。以前述べたように，OCDの治療ではうつ病よりも高用量のSRIをより長期間投与する必要があると考えられます。

　OCDの第1選択心理療法は認知行動療法（CBT）です。多くの場合，OCDの患者は，曝露療法は不可能ではないにしても耐えられないのではないかと思っています。研究では，薬物療法と心理療法がともに脳の活動を正常化することも示されており（Baxter et al, 1992），これは，少なくともCBTの原理を試してみるよう患者を説得する際の根拠として役立ちます。大抵の場合，時間が経つにつれて，患者は自分がOCDの症状と闘うことができることを知り，

自信を深めていきます。

　他の多くの不安障害の場合と同じように，OCDに対する薬物療法と心理療法の最適な組み合わせや実施順序に関するエビデンスは比較的少ないのが実情です。特定の患者に対する最適な介入方法の選択を検討するには臨床的判断が必要であり，多くの場合，両治療様式を採り入れる方法が有効です。例えば，CBTに耐えられるようになるまで投薬が必要な患者もいます。また，投薬を徐々に中止していく際にCBTが特に役立つ場合もあります。

　残念ながら，治療抵抗性は，かなりの割合のOCD患者にとって依然として問題となっています。薬物療法では，様々な増強戦略に関する研究が行われていますが，現在あるエビデンスでは，低用量のドーパミン遮断薬の使用が最も支持されています（McDougle et al, 2000）。比較的安全性，忍容性に優れているため，治療抵抗性治療には新世代の抗精神病薬を推奨する傾向が高くなっています。極度の難治性患者の場合には，より侵襲的な介入方法（脳深部刺激術または脳神経外科手術など）を検討することも可能でしょう。

結　論

　OCDの分野は大きく変わりました。かつては比較的まれな，難治性の疾患と考えられていたOCDは，今では，最も一般的に見られる精神障害の1つとみなされるようになり，多くの場合最近の治療方法が奏効します。OCDは，かつては，無意識の葛藤に基づく精神病理モデルの主要な典型例でしたが，今では，現代の認知感情神経科学に基づく精神医学の重要な典型例とみなすことができます。

　OCDは，特定の神経構造回路が特定の薬剤（SRI）と特定の心理療法の技法（曝露と反応防止）のどちらによっても正常化することが示された最初の障害であり，その意味で，脳と心のメカニズム

探求の根拠のあるアプローチを実証する上で有用な障害であると言えます。OCDはまた，進化論的アプローチについて，その症状（毛づくろい，ものを貯め込むなど）の本質から，それが理論的に意味があることが示されているだけでなく，投薬に対する反応が動物とヒトの間で重複していることを示す実証データが存在する障害でもあります。

　OCDを理解するにあたっては，この障害を単に神経伝達物質の機能不全とみなす（これだけではOCDを十分理解することは不可能です），あるいはOCDをストレス因子に対する意味のある反応と考える（OCDには明らかに脳と心のメカニズムの機能不全が関係しています）還元主義的アプローチは避けたほうが良いと考えられます。むしろ，OCDの特徴は，脳と心のメカニズムのウェットウェアとして具現化され，様々な社会的手掛かりが引き金となり発せられる誤警報にあると考えるアプローチが，現在ある臨床経験と研究データにより適合していると考えられます。

第 5 章

パニック障害

症状とアセスメント

　パニック障害は，人口の約2％に存在し，女性の発生率が若干高くなっています (Kessler et al, 1994)。患者は，頻繁にプライマリケア医師や精神科以外の医療専門家のもとを訪ねるため，診断の見逃しや不十分な治療と医療資源の過剰利用が，依然として重要な問題となっています。

　パニック発作は，すべての不安障害に見られる症状です。しかし，パニック障害の発作は，自発性であることが特徴です。発作には，呼吸器系症状，循環器系症状，消化器系症状，前庭症状など，様々な症状が伴います（表5.1および表5.2）。パニック発作には，きっかけの有無，程度，発症する時間帯により，いくつかのサブタイプがあります（表5.3）。

　患者は，さらに広場恐怖を発症する場合があり，これはパニック発作を引き起こす可能性のある状況の回避と考えられます。この不安－回避の連鎖は，本書全体に共通するテーマです。このことは，理論的観点から言えば，不安，回避現象の発生に異なる神経回路が関与するという考えに疑問を呈するものであり，臨床的観点から言

表5.1 パニック発作の症状（DSM-IV-TR より改変）

強い恐怖または不快を感じるはっきり他と区別できる期間で，そのとき，以下の症状のうち4つ（またはそれ以上）が突然に発現し，10分以内にその頂点に達する。
- 動悸，心悸亢進，または心拍数の増加
- 発汗
- 身震いまたは震え
- 息切れ感または息苦しさ
- 窒息感
- 胸痛または胸部の不快感
- 嘔気または腹部の不快感
- めまい感，ふらつく感じ，頭が軽くなる感じ，または気が遠くなる感じ
- 現実感消失（現実でない感じ）または離人症状（自分自身から離れている）
- コントロールを失うことに対する，または気が狂うことに対する恐怖
- 死ぬことに対する恐怖
- 異常感覚（感覚麻痺またはうずき感）
- 冷感または熱感

DSM-IV-TR 精神疾患の診断・統計マニュアル．米国精神医学会編，2000年（医学書院）より改変して引用。

えば，後の回避症状を予防するには早期の曝露療法が重要であることを強く示唆していると言えます。

さらに，パニック障害には気分障害や不安障害を伴うことが多く，なかでもうつ病は特に重要な合併症です。パニック障害に伴ううつ病というのは，最もよく見られる気分障害と不安障害の共存症のパターンであり（Roy-Byrne et al, 2000），多くの研究者がパニック障害と自殺との関連の重要性を強調しています（ただし，すべてのデータが一致しているわけではありません）。

パニック発作は，様々な数多くの尺度により測定が可能であり，例えば，パニック障害・広場恐怖症評価尺度（Panic and Agoraphobia Scale）（Bandelow, 1998）（付録の表A.4参照）は，パニ

表5.2 パニック障害の症状（DSM-IV-TRより改変）

(A) (1) と (2) の両方を満たす。
　(1) 予期しないパニック発作が繰り返し起こる。
　(2) 少なくとも1回の発作の後1カ月間（またはそれ以上），以下のうち
　　　1つ（またはそれ以上）が続いていたこと：
　　　(a) もっと発作が起こるのではないかという心配の継続
　　　(b) 発作またはその結果がもつ意味（例：コントロールを失う，
　　　　　心臓発作を起こす，"気が狂う"）についての心配
　　　(c) 発作と関連した行動の大きな変化
(B) パニック発作は，物質（例：乱用薬物，投薬）または一般身体疾患
　　（例：甲状腺機能亢進症）の直接的な生理学的作用によるものではない。
(C) パニック発作は，以下のような他の精神疾患ではうまく説明されない。
　　例えば，社会恐怖（例：恐れている社会的状況に曝露されて生じる），特定
　　の恐怖症（例：特定の恐怖状況に曝露されて），強迫性障害（例：汚染に対
　　する強迫観念のある人が，ごみや汚物に曝露されて），外傷後ストレス障害
　　（例：強いストレス因子と関連した刺激に反応して），または分離不安障害
　　（例：家を離れたり，または身近な家族から離れたりしたとき）

DSM-IV-TR 精神疾患の診断・統計マニュアル．米国精神医学会編，2000年（医学書院）より改変して引用。

表5.3 パニック障害におけるパニック発作のサブタイプ

自発性	対	きっかけを伴う
完全発作	対	部分発作
昼間発症	対	夜間発症

ック症状と回避行動の両方の評価が可能です。患者にはまた，不安症状に伴うことのある一般身体疾患の可能性を排除するため，入念な病歴聴取と身体診察を実施する必要があります。

認知感情機能に関する考察：条件恐怖

認知感情神経科学における最近の重要な進歩の1つに，恐怖条件

づけに関与する脳回路の解明があります。著名な行動主義者であるジョン・ワトソンが，おもちゃを嫌悪刺激と一緒に対提示することにより，乳児にふわふわの白いおもちゃに対する恐怖を条件づけることが可能であることを実証して以来，恐怖条件づけは，臨床医の基本的なパラダイムとなっています。現代の神経生物学者は，そこに近因として関与する神経生物学的要因の存在を実証することができるのです（Davis and Whalen, 2001；Le Doux, 1998）。

　条件恐怖の形成には，扁桃体が重要な役割を果たしていると思われます。外側基底扁桃体に通じる求心性神経の経路には，感覚情報の中継核である視床が含まれます。一方，扁桃体中心核と分界条床核（BNST）外側部（すなわち扁桃体延長部）から伸びる遠心性神経の経路には，闘争―逃走反応に介在する様々な構造物が含まれます。このような構造物には，視床下部の外側核（自律神経系の覚醒と交感神経系の放電）と脳室周囲核（副腎皮質ホルモンの放出増加），脳幹の青斑核（ノルアドレナリンの放出増加），傍小脳脚核（呼吸数の上昇），中脳水道周囲灰白質（防御行動とすくみ姿勢），および橋網様核（驚愕反応），そして顔面運動神経（恐怖の表情）などがあります。こうした情報を総合すると，パニック発作症状の発生には扁桃体が重要であることが容易に推測されます。

　海馬は，恐怖条件づけの文脈（空間に関する部分を含む）を処理する上で重要な役割を果たします。海馬は，空間／知覚記憶（「どこ（where）」に関する記憶）が関係する背側経路と物体／概念記憶（「何（what）」に関する記憶）に関係する腹側経路の合流点に位置し，環境に固定的に存在する枠組みにおける空間的位置を表現する働きをします（Burgess et al, 1999）。これらのことから，海馬は，パニック発作を経験した人々における回避の発生に関して，特に重要な役割を果たしていると考えられます。

　以上のことは，潜在的処理と顕在的処理は幾分異なる機能を持つ

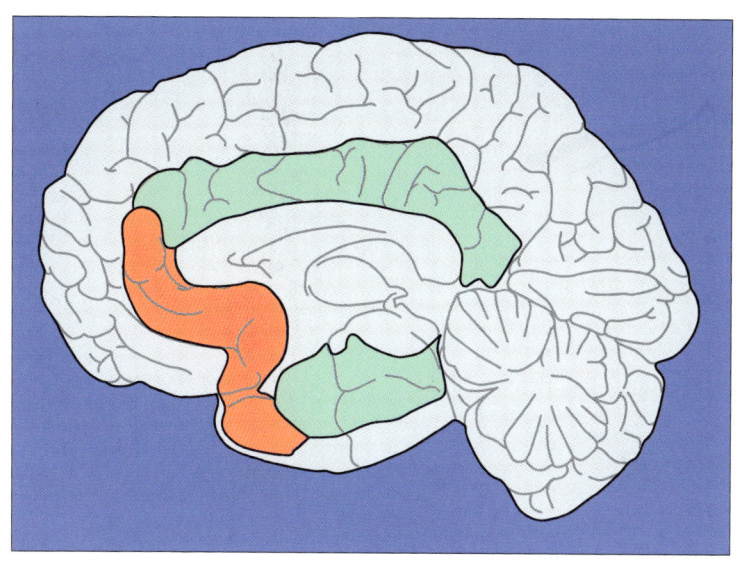

図5.1 潜在処理（オレンジ）と顕在処理（グリーン）のニューロン回路（Salloway S, Malloy PF and Cummings JL（eds）：The Neuropsychiatry of Limbic and Subcortical Disorders, Washington, DC：American Psychiatric Press, 1998．www.appi.org．より改変。許諾を得て使用）

表5.4 旁辺縁系回路

	眼窩前頭回路	海馬傍回回路
構造物	扁桃体	海馬
その他の構造物	脳梁下帯状回	海馬傍回前部
島／側頭極	脳梁上帯状回／後部帯状回	海馬傍回後部/脳梁膨大後部
機能	潜在的処理	顕在的処理

2つの神経構造回路に局在しているとするエビデンス（Salloway et al, 1997）と一致しています（図5.1および表5.4）。どこでどのように恐怖条件づけが行われたのかという顕在記憶と，恐怖条件

づけそのものに関係する潜在記憶は，解離可能なプロセスなのです。そのため，扁桃体の病変は，顕在的処理である記憶想起に影響しませんし，海馬の病変は，潜在的処理である恐怖条件づけ形成の妨げとはなりません（Bechara et al, 1995）。潜在的処理の経路は進化の過程でより古くから存在するとするエビデンスがあります（Reber, 1993）。確かに，霊長類の発達において，顕在記憶の発達は比較的遅く出現したと思われます。反対に，広範な脳病変がある場合（アルツハイマー障害など），顕在的処理が最初に冒されるのに対して，潜在記憶はより頑健で，より長く保持されます。

パニック障害の神経回路

　パニック障害に扁桃体―海馬の恐怖系の調節異常が関与していることを示すエビデンスはあるのでしょうか。確かに，パニック障害が発作性障害など，様々な特に右側の側頭葉異常と関連のある可能性を示した文献が少数ながらあります（Young et al, 1995）。同様に，動物を用いた前臨床研究およびてんかん発作性障害のある患者を対象とした臨床研究において，扁桃体への刺激が恐怖反応を伴うことが見出されています（Cendes et al, 1994；Davis and Whalen, 2001）。反対に，扁桃体に病変のある患者は，恐怖の表情の認知について選択的な阻害が認められ，恐怖条件づけが不可能であることがわかっています。これは古典的なクリューバー・ビューシー症候群（Klüver-Bucy syndrome．訳注：両側側頭葉を海馬，海馬回鉤部，扁桃体を含めて切除したときにみられる症候）（Klüver and Bucy, 1939）の症状と同じです。

　健常者を対象とする研究において，恐怖の形成時および消去時に，扁桃体と扁桃体周囲皮質領域の活性化が見られることが示されていますが（Gorman et al, 2000），これは，感情そのものよりも感情

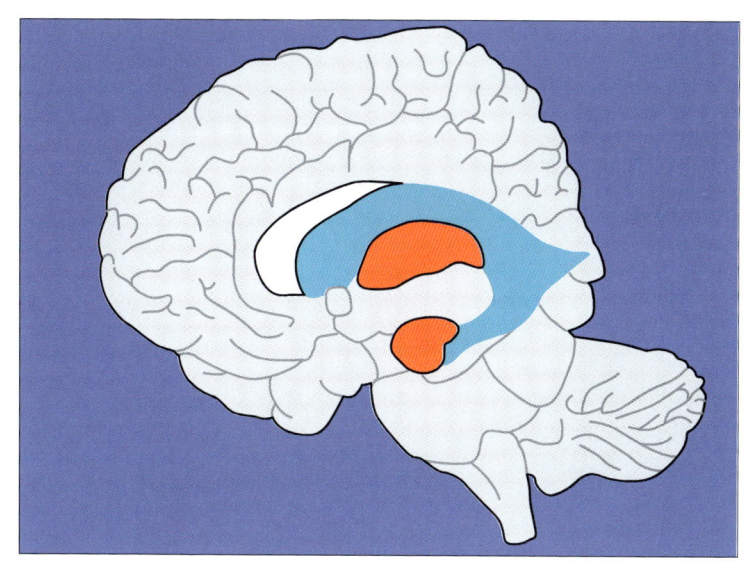

図 5.2 パニック発作の際，高速処理の視床―扁桃体経路が活性化していると考えられる。

処理に関係していると考えられます（Davis and Whalen, 2001）。構造イメージングの研究は，パニック障害では側頭葉の体積に異常が見られることを示唆しています（Vythilingam et al, 2000）。さらに，不安を予期している状態の健常者（Reiman et al, 1989 a）と乳酸により誘発されたパニック発作の状態にあるパニック障害患者（Reiman et al, 1989 b）を対象とした陽電子放射断層撮影（PET）スキャンによる研究では，旁辺縁系領域（側頭極）における活動性の亢進が認められています（図5.2）。そして，扁桃体の活性化が，今度は様々な回路（視床下部，脳幹）の活性化につながるのです（図5.3）。

初期の研究は，パニック障害患者でも，乳酸誘発性のパニック発作を起こしやすい患者だけに，安静時に海馬傍回領域の異常な非対

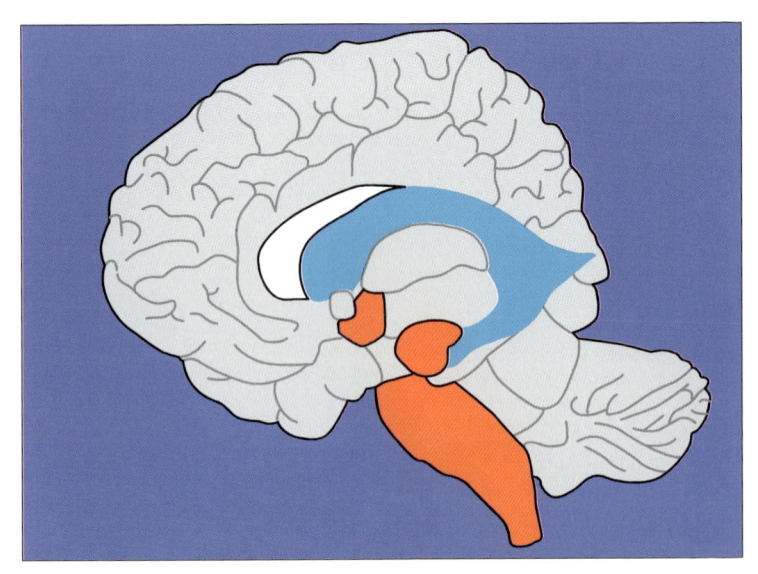

図 5.3 扁桃体が活性化すると,そこから視床下部と脳幹へと伸びる遠心性神経が恐怖反応を伝達する。

称性が認められることを示しています (Reiman et al, 1986)。その後の脳機能イメージングによる複数の研究で,パニック障害における海馬または海馬傍回領域の機能不全が確認されていますが,報告されている異常の細部は必ずしも一致していません (Gorman et al, 2000)。

　パニック障害に関するイメージング研究の中に,様々な領域における活動性の低下を報告している例がいくつかあり,低炭酸ガス血症による血管収縮が関係している可能性もあるため,その解釈は複雑です。しかし,もう1つの可能性として,パニック発作の真っ最中には,不安により,否定的な情動を抑圧しようとする目的で,特定の脳領域の活性化が起こり,そのため一方では実際に非活性化状態となる領域が出現すると考えられます。これは恐らく,感情の表

現や言語化などの特定の認知感情的現象が阻害されることと関係があると思われます。

神経回路と神経化学

セロトニンマーカーに関する複数の研究が，パニック障害におけるセロトニンの異常を報告しています。セロトニンアゴニストであるm-クロロフェニルピペラジン (mCPP) は，パニック障害患者のパニック症状を増悪させます。同様に，マリファナなどセロトニンアゴニスト様の作用のある様々な物質により，パニック発作が突発されたり，増悪したりすることがあります (Coplan et al, 1992)。1つの可能性として，パニック障害ではシナプス後部セロトニン受容体がアップレギュレーションの状態にあり，そのためセロトニン作用薬に対して過敏になっていると考えられます。

反対に，現在では，パニック障害において選択的セロトニン再取り込み阻害薬 (SSRI) が有効であることを示すエビデンスが十分にあるため，SSRIはパニック障害治療の第1選択薬として一般に考えられていますが，望ましくない不安焦燥が生じるのを避けるため，最初は比較的低用量を使用します。実際，種々のSSRIをイミプラミン，ベンゾジアゼピンと比較した初期のメタアナリシスでは，SSRIが他の薬剤より優れていることが示されています (Boyer, 1995)。しかし，その後のSSRIの研究で，エフェクトサイズはそれほど大きくないことが報告されています。

こうしたデータを恐怖条件づけの神経解剖学的研究の成果に統合することは可能でしょうか。セロトニン系は，いくつかの点で恐怖条件づけの経路と相互に作用していることがわかっていますので (Coplan and Lydiard, 1998)，神経解剖学モデルと神経科学モデルの融合が可能と考えられます。

背側縫線核（DRN）から起こるセロトニン神経系の投射は，一般に青斑核（LC）を抑制すると考えられているのに対し，LCから起こる投射はDRNのセロトニンニューロンを刺激し，正中縫線核（MRN）ニューロンを抑制します。さらに，DRNからの投射は，前頭前野，扁桃体，視床下部，中脳水道周囲灰白質などの構造物へと伸びています。

　そのため，セロトニン系を調節することにより，パニック障害回路の主要な領域に影響を与えられる可能性があり，ノルアドレナリンの活性低下，コルチコトロピン放出因子の放出低下，防衛と逃避行動の修正が可能と考えられます。この種のモデルは，さらに実証的な確認が必要ですが，興味深いイメージング研究によると，セロトニン放出薬であり再取り込み阻害薬であるフェンフルラミン（訳注：日本では未承認，米国でも数年前より禁止されています）の投与後，パニック障害患者に頭頂葉－側頭葉皮質の活性化亢進が認められています（Meyer et al, 2000）。恐らく，SSRIには，パニック障害の機能的異常を正常化する効力があると考えられます（Bell et al, 2002）。

　一方では，パニック障害患者において，非常に様々なセロトニン作用薬以外の薬剤がパニック発作誘発因子（panicogen）として作用することがわかっており，これは，扁桃体とその遠心性神経が，様々な生物学的ストレス因子が最終的に集まる共通の経路の役割を果たしているとする仮説と一致しています（Gorman et al, 2000）。また他方では，CO_2などある種のパニック発作誘発因子は特に強力で，臨床的パニックに酷似した発作を誘発するとみられることから（Papp et al, 1993），パニック発作の発生には特定の神経生物学的要因および系が重要な役割を果たしていることが示唆されています。

　例えば，パニック発作の発生において重要な役割を果たすと考えられる系の1つが，ノルアドレナリン系です。その基礎的な働きか

ら考えると，LCが内臓感覚入力を受け，遠心性神経経路により扁桃体，視床下部，脳幹中脳水道周囲灰白質へと伝達すると考えられます。さらに，アドレナリンのパニック障害への関与を示すいくつかの研究があります。例えば，シナプス前$α_2$アンタゴニストであるヨヒンビンの投与によるMHPG（ノルアドレナリンの代謝産物）の増加の程度が，健常者の対照群と比較してパニック障害患者のほうが大きかったことが報告されています（Charney et al, 1984）。

動物モデルでは，ベンゾジアゼピン受容体アゴニストの直接投与により生じる不安誘発効果が，ベンゾジアゼピン受容体アンタゴニストによる前処理により軽減することが示されています（Coplan and Lydiard, 1998）。ガンマアミノ酪酸／ベンゾジアゼピン（GABA/BZ）受容体は脳内に広く分布していますが，外側基底および外側扁桃体と海馬において密度が高くなっています。さらに，パニック障害において，GABA濃度の低下（Goddard et al, 2001）と，海馬および楔前部におけるベンゾジアゼピン受容体結合の低下（Bremner et al, 2000 b）を示すエビデンスが報告されていますが，すべての所見が一致しているわけではありません。

進化論的考察：窒息警報

クラインは，パニック障害の特徴は，「窒息誤警報（false suffocation alarm)」にあるとする説得力ある説を展開しています（Klein, 1993）。彼はまず，窒息警報は進化の過程で形成された，酸素の不足（pCO_2と脳内乳酸の上昇が合図となる）に対する適応的反応であると考えます。そして，関連する実証的文献のレビュー結果を彼の説の裏づけとして，パニック障害ではこの窒息警報の閾値が低いとする仮説を提唱しています。

クラインの説の根拠として，第1に，多くのパニック発作において最も顕著な症状は呼吸困難であり（窒息に対する特定の緊急反応と考えられます），様々な研究が，パニック状態における呼吸器系の異常（ため息の増加など。恐らく，pCO$_2$を低下させることにより呼吸困難を回避しようとしていると考えられます）を示しています。この点が，クラインが研究初期に，反復性の自発性パニック（この場合，慢性の過換気が乳酸誘発性パニックの前兆として作用します）と慢性の恐怖様の不安〔この場合，むしろ視床下部―下垂体―副腎（HPA）系の活性化が認められます〕を区別した根拠の1つとなっています（Klein, 1964）。

第2に，パニック発作は，pCO$_2$の上昇を特徴とする様々な状態（弛緩状態と睡眠，月経前の期間，呼吸不全など）において増加します。反対に，パニック発作は，pCO$_2$の低下を特徴とする様々な状態（妊娠など）では減少します。興味深いことに，窒息誤警報が全く発せられない状態があると思われます。「オンディーヌの呪い」と呼ばれる先天性の低換気症候群では，患者は，健常者ではパニック誘発因子として作用する薬物（アンフェタミン）による治療を必要とするだけでなく，パニック発作を発症することがほとんどありません（Pine et al, 1994）。

しかし，別の可能性として，パニックは重大な危険に対する警報であり，様々な無条件刺激が引き金となり発生するもので，pCO$_2$はその1つに過ぎないことが考えられます。実際，クラインはもともと，パニック発作を分離不安に対する反応の進化したものとして概念化していました（Klein, 1981）。パニック障害の「誤警報」を広義に解釈するこのような見方は，呼吸器系症状を軽視しているために説得力が弱いとも言えますが，パニック発作の環境的誘発要因（Shear, 1996）および無条件恐怖反応の神経生物学的メカニズム（Panskepp, 1998）に関する様々なデータとはより一貫性が高いと

考えられます。

治　療

　他の不安障害の場合と同様，パニック障害の治療においては，心理教育が重要な原則となります。パニック発作を発症する患者は，自分の症状が苦しいけれど危険ではないことを知り，安心することがよくあります。特に，薬物療法または心理療法を開始するときは，患者にこの重要な原則を再度徹底することが必要です。

　パニック障害の第1選択薬はSSRIとベンラファキシンです（Ballanger et al, 1998）。ベンゾジアゼピンや三環系抗うつ薬など従来からある薬剤も有効ではありますが，副作用の可能性，退薬の問題など大きな短所があります。治療初期の副作用を避けるため，投薬の用量をうつ病治療の場合よりも低いレベルから始めることが重要です。

　心理療法の観点からは，認知行動療法的原則が重要です。患者に，パニック発作のときに感じる不安に対処するため，弛緩法を教えます。回避行動を減少させることも，もう1つの非常に重要な目標です。患者が，認知行動療法（CBT）技法を使うことに自信をつけてきたところで，徐々に勇気をもってパニック発作を自分から起こすよう励まし（過換気または運動により），対処技法（coping skill）を練習させます。

　症状により薬物療法と心理療法を併用することも可能です。しかし，患者がベンゾジアゼピンによる治療を受けている場合，抗うつ薬治療を受けている場合よりもCBTの効果が低いとするエビデンスがいくつかあります。投薬を斬減する前にCBT技法と訓練の見直しを行い，症状が再発したときに，患者が自ら症状を処理することが可能で，薬物療法を再開する必要がないようにすることが大切

です。

　治療抵抗性のパニック障害の治療については，文献において驚くほど少ししか関心が払われていません。パニック障害の罹患率を考慮すれば，さらに研究が必要な分野であることは間違いありません。治療難治性のうつ病の管理について，抗うつ薬の切り替えの有効性に関する研究が増加していますが（Thase et al, 2002），同様の原則がパニック障害をはじめとする不安障害にも十分に適用できると考えられます。

結　論

　パニック障害は，「不安神経症」という広義の分類区分の中に埋もれてしまい，長年「失われた」障害とも言うべき扱いを受けてきました。パニック障害が，特定の神経生物学的な機能不全を特徴とし，最新の薬剤と心理療法が選択的に奏効する，独特な存在として認知されたことは，精神医学にとって非常に重要な進歩であると言えます。

　恐怖条件づけの神経生物学的メカニズムが解明されたことは，パニック障害の臨床的概念の形成にとって特に影響力のある発展でした。この動きは，本書が，精神病理における神経回路の決定的重要性と，動物とヒトの連続性に，近因（精神生物学的要因）と遠因（進化論的要因）の両メカニズムの観点から注目したことと軌を一にするものです。

第 6 章

外傷後ストレス障害

症状とアセスメント

　外傷後ストレス障害（PTSD）は，長い間「異常な」出来事に対する「正常な」反応であると考えられてきました。しかし実際には，外傷の発生率が極めて高いのに対し，慢性のPTSDにまで至る人々はごくわずかであることがわかってきました。そのため，PTSDは，外傷的出来事に対する異常な反応であると見られる傾向にあります（Yehuda and McFarlane, 1995）。確かに，PTSDは，強い苦痛と機能的損傷を特徴とする「障害」なのです。

　その定義によると，PTSDは，外傷体験の直後に始まります（表6.1）。DSM-IVでは，外傷的出来事を，客観的な言葉（身体的危険の存在）と主観的な言葉（戦慄，恐怖の存在）の両方を用いて定義しようとしています。PTSDに関連するよく知られた外傷的出来事には，戦闘（主に男性）やレイプ（主に女性）などの対人的外傷と，自然災害があります。外傷が深刻であるほど，その人間がPTSDを発症する確率は高くなります。

　外傷体験後に現れるPTSDの症状には，3つの特徴的なクラスターが存在します。それは，再体験，回避と麻痺，覚醒亢進です

表 6.1 PTSD の症状（DSM-IV-TR より改変）

(A) その人は，以下の2つがともに認められる外傷的な出来事に曝露されたことがある。
    (1) 実際にまたは危うく死ぬまたは重症を負うような出来事を，1度または数度，あるいは自分または他人の身体の保全に迫る危険を，その人が体験し，目撃し，または直面した。
    (2) その人の反応は強い恐怖，無力感または戦慄に関するものである。
(B) 外傷的な出来事が，以下の1つ（またはそれ以上）の形で再体験され続けている。
    (1) 出来事の反復的，侵入的な苦痛を伴う想起で，それは心像，思考，または知覚を含む。
    (2) 出来事についての反復的で苦痛な夢。子供の場合は，はっきりとした内容のない恐ろしい夢であることがある。
    (3) 外傷的な出来事が再び起こっているかのように行動したり感じたりする（その体験を再体験する感覚，錯覚，幻覚，および解離性フラッシュバックのエピソードを含む，また，覚醒時または中毒時に起こるものを含む）。
    (4) 外傷的出来事の1つの側面を象徴し，または類似している内的または外的きっかけに曝露された場合に生じる，強い心理的苦痛
    (5) 外傷的出来事の1つの側面を象徴し，または類似している内的または外的きっかけに曝露された場合の生理学的反応性
(C) 以下の3つ（またはそれ以上）によって示される，（外傷以前には存在していなかった）外傷と関連した刺激の持続的回避と，全般的反応性の麻痺：
    (1) 外傷と関連した思考，感情，または会話を回避しようとする努力
    (2) 外傷を想起させる活動，場所または人物を避けようとする努力
    (3) 外傷の重要な側面の想起不能
    (4) 重要な活動への関心または参加の著しい減退
    (5) 他の人から孤立している，または疎遠になっているという感覚
    (6) 感情の範囲の縮小（例：愛の感情をもつことができない）
    (7) 未来が短縮した感覚（例：仕事，結婚，子供，または正常な寿命を期待しない）
(D) （外傷以前には存在していなかった）持続的な覚醒亢進症状で，以下の2つ（またはそれ以上）によって示される。
    (1) 入眠，または睡眠維持の困難
    (2) いらだたしさまたは怒りの爆発

表6.1 PTSDの症状（続き）

(3) 集中困難
(4) 過度の警戒心
(5) 過剰な驚愕反応
(E) 障害（基準(B), (C), および(D)の症状）の持続期間が1カ月以上
(F) 障害は，臨床上著しい苦痛，または社会的，職業的，または他の重要な領域における機能の障害を引き起こしている。

DSM-IV-TR 精神疾患の診断・統計マニュアル．米国精神医学会編，2000年（医学書院）より改変して引用。

（表6.1）。再体験と覚醒亢進の症状は，種々の不安障害に見られる「陽性」症状，すなわちパニック症状に幾分類似していますが，外傷的出来事を中心として起こる点で他と区別されます。回避および麻痺の症状は，やはり各種の不安障害に広く見られる様々な「陰性」症状，すなわち回避症状を思わせますが，外傷的出来事の記憶の喪失という点が他と明確に異なる点であると思われます。罪悪感，恥辱感，怒りなど，PTSDと関連する様々な症状が特に重要な役割を果たしていると考えられます。さらに，PTSDに重大な障害が併存していることが多く，なかでも気分障害，不安障害，物質使用障害が多く見られます。反対に，外傷に伴って，様々な気分障害やPTSD以外の不安障害が生じる可能性があることも認識しておく必要があります。そのため，気分障害や不安障害を抱えるあらゆる患者のアセスメントには，過去の外傷の有無に関するスクリーニングを含めることが必要です。

PTSDの症状は，PTSD臨床診断面接尺度（Clinician Administered PTSD Scale：CAPS）またはより簡易なTOP-8（Connor and Davidson, 1999）を用いて評価することができます（付録の表A.5参照）。CAPSは，DSM-IVが定義するPTSDの診断基準に基づいており，各項目についてその頻度と強度を測定します。

TOP-8は8項目のみで構成されており，各項目は，投薬治療時に特に明確な反応が現れることを基準に選択されています。

認知感情機能に関する考察：「オフライン」状態への移行

　危険に対する生体の反応には，扁桃体が極めて重要な役割を果たしています。高速の視床—扁桃体回路により，感覚情報は直ちに扁桃体中心核（CeN）に伝えられ，そこで複雑な反応の調整が行われます（第5章参照）。この複雑な反応を仲介する多くの構造物を支配しているのが，扁桃体中心核と分界条床核（BNST）外側部から出ている遠心性線維です。これらの構造物には，視床下部の外側核（自律神経系の覚醒と交感神経系の放電）および脳室周囲核（副腎皮質ホルモンの放出増加），脳幹の青斑核（ノルアドレナリンの放出増加），傍小脳脚核（呼吸数の上昇），および中脳水道周囲灰白質（防御行動とすくみ姿勢），そして顔面運動神経（恐怖の表情）などがあります。

　海馬は，恐怖条件づけの文脈処理に重要な役割を果たしています。第5章で述べたように，恐怖条件づけがどこでどのようにして行われたかという顕在記憶と，恐怖条件づけそのものに関わる潜在的処理は，解離可能なプロセスです。実際，PTSDに関して驚くべきことは，顕在的な認知が「オフライン」状態になっても，記憶が「叙述的」ではなく「感覚運動的な」形式で保存されると考えられることです（注目すべきは，頭部外傷により顕在記憶が失われた場合でもPTSDが生じうるのです；Macmillian, 1991）。こうした解離は，外傷体験時には適応的であっても，外傷的出来事の処理とその後の適応反応の妨げとなる可能性があるのです（Brewin, 2001）。

　動物に関する文献では，内側前頭前野（前部帯状回）により恐怖

条件づけが消去されうることが示唆されており（Le Doux, 1998），ヒトを対象としたイメージングのデータでも裏づけられています（Davidson et al, 2001； Hugdahl, 1998）。別の視点から見ると，この「トップダウン」の制御は，外傷的出来事の「処理」という観点から理解することが可能です。そこでは，潜在的プロセスが顕在的プロセスと統合され，外傷的出来事は明確な状態で本人が持つ他のスキーマと統合され，感覚運動記憶は叙述的記憶によって増強され，本人の再順応と適応が行われます。しかし，外傷的出来事を反復して想起することにより，高速の視床－扁桃体回路の線維が誘発され，このような前頭皮質での処理が無効になり，症状が再発する（抑圧状態の再出現！）可能性があるのです。実際，発達早期の心的外傷とストレス因子への反復的な曝露がもたらす永続的な精神生物学的影響を実証する文献が増えています（Maier, 2001；Sanchez et al, 2001）。

PTSD の神経回路

　脳イメージングの所見から，こうした PTSD のモデルが少なくとも部分的には正しいことを示す実証的エビデンスが得られています（図 6.1）。構造的所見では，海馬の体積減少が注目を集めています（Rauch et al, 1998）。すべての研究で一貫した結果が得られているわけではありませんが（Bonne et al, 2001），一部の研究では，海馬の体積減少と外傷への曝露または認知機能の障害との間に相関性が認められています。海馬の体積の遺伝的相違が将来のPTSD のリスクファクターとなる可能性も考えられますが（Lyons et al, 2001），こうした体積減少は萎縮によるものだという考え方のほうが一般的です（以下を参照）。

　健常対照者のイメージング研究では，潜在的な情緒刺激が皮質下

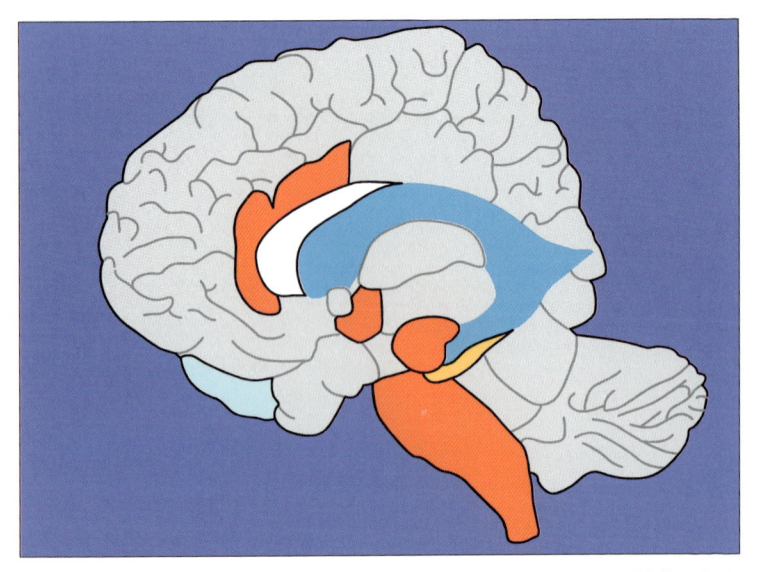

図6.1 PTSDの機能的神経構造：扁桃体とその遠心性回路の活性化に加え，ブローカ野とおそらくは他の前頭葉領域の活性化が低下し，海馬の機能に障害がある（明らかな体積減少が見られる）。

の扁桃体で処理されていることが明らかになっています。実際，陽電子放射断層撮影（PET）実施時にPTSD患者に外傷的な話と中立的な話をテープで聴かせた初期の研究では，正常状態の脳血流と比較して，外傷曝露時には右側辺縁系，旁辺縁系，および視覚野の血流が増加し，左下前頭および中側頭皮質の血流が減少することが見出されています（Rauch et al, 1996）。その後の研究も多かれ少なかれ，同様の結果を示しています（Rauch et al, 1998）。

上記の研究の著者らは，PTSDの症状発現状態に伴う情動は，右半球内の辺縁系と旁辺縁系を介して生じるのであり，視覚野の活性化は，視覚的な再体験に対応したものであろうと結論づけています。一方で，PTSD患者が外傷に曝露された際に生じるブローカ

野の活動低下は，患者が外傷記憶を言語的に処理できないことと一致しています (Rauch et al, 1996)。

最近の研究では，PTSD患者の前頭前野におけるベンゾジアゼピン受容体結合の低下が示唆されています (Bremner et al, 2000a)。また，特にPTSDにおける前部帯状回に注目する実証的文献も増えており，この領域の活動が低下しているという仮説を裏づけるデータも得られています (Hamner et al, 1999)。例えば最近の研究によれば，PTSDの小児や青年の前部帯状回では，神経の完全性のマーカーであるN-アセチルアスパラギン酸／クレアチニン比が，健常対象者に比べて有意に低いことが示されています (De Bellis et al, 2000a)。興味深いことに，転換性障害もPTSDと同じように，言語的プロセスから非言語的プロセスへの移行が関係していますが，転換性障害にはPTSDと幾分異なる機能的神経構造が関与していると思われます (Halligan et al, 2000)。

大脳基底核の関与は，PTSDの機能イメージング研究で一般的に見出されるものではありませんが，PTSD患者と強迫性障害 (OCD) 患者を対象に単一光子放出型コンピュータ断層撮影 (SPECT) を実施したある研究では，パニック障害患者や健常対照者のスキャン結果に比べ，PTSD患者とOCD患者の結果には類似点が見られることが報告されています (Lucey et al, 1997)。これはPTSDとOCDに見られる反復的で侵入的な症状の存在を反映しているのではないかと，著者らは示唆しています。PTSDとOCDの間に存在するある種の現象学的，精神薬理学的な類似点については，さらに追究する価値があることは確かです。さらに，情動反応から情動行為への移行をもたらす上で，扁桃体と皮質線条体系との相互作用も重要であると思われます (Le Doux, 1998)。

神経回路と神経化学

動物を用いた研究では，セロトニンが多くの点で扁桃体と連結構造の調節に関与していることが示されており (Coplan and Lydiard, 1998)，これは PTSD の症状発現にも関連していると思われます。PTSD におけるパロキセチン結合の異常と，セロトニンアゴニストである m-クロロフェニルピペラジン (mCPP) の投与による PTSD 症状の増悪に関する臨床研究の結果も，PTSD におけるセロトニンの関与を示唆しています (Connor and Davidson, 1998)。

さらに，PTSD の治療における選択的セロトニン再取り込み阻害薬 (SSRI) の有効性を示すエビデンスも増えており (Stein et al, 2000)，いくつかの研究では，他のクラスの薬剤よりも SSRI のほうが効果的であることが示唆されています (Penava et al, 1996) (ただし，この問題に結論を出す「1対1」の試験は行われていません)。現在までのところ，PTSD の機能的神経解剖学に対する SSRI の作用を扱った研究はほとんどありませんが，予備研究では，SSRI が側頭葉辺縁系の活性化を正常化することによりその作用を発揮することを示すエビデンスが得られています (Seedat et al, 2000) (図 6.2)。

PTSD における様々な神経化学的所見は，種々の神経伝達物質系の感作を示しています (Charney et al, 1993)。特に，ノルアドレナリン系の機能亢進とドーパミン系の感作を示すエビデンスが得られています。こうした感作は，環境因子に起因する外傷が PTSD に果たす役割と一致しており，ドーパミンアゴニストと環境因子に起因する外傷の間には交差感作性があることが明らかになっています。また，扁桃体と辺縁系の関連領域が，こうした活性化

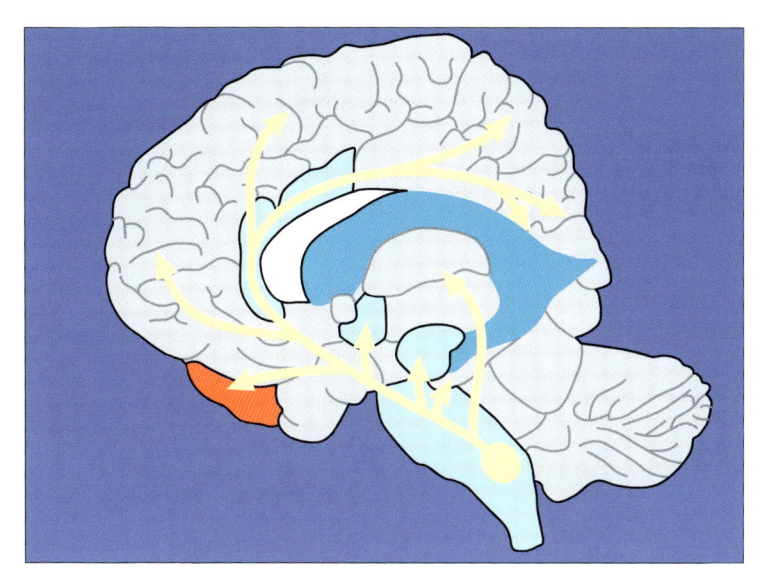

図6.2 PTSDの機能的神経解剖学に対するSSRIの効果：ブローカ野および扁桃体を介した神経回路の活動が正常化

亢進の最終的な共通経路において特に重要な役割を果たしていることを示唆するエビデンスも得られています。

アドレナリン系の軽度の活性化は認知機能の改善をもたらすことがありますが（Cahill et al, 1994），それ以上の活性化は有害な作用をもたらすことが明らかにされています（Steere et al, 1996）。興味深い予備研究のデータがあり，外傷的出来事を経験した後しばらく β遮断薬を投与すると，PTSDの発症を予防できる可能性のあることが示されています（Pitman et al, 2002）。ヨヒンビン投与後のPETスキャンでは，PTSD患者の不安が著しく増大すると同時に，前頭前野，眼窩前頭皮質，側頭葉皮質，頭頂葉皮質を含む脳の複数の領域の活動が低下していることが見出されています（Bremner et al, 1997 a）。これは，強度の不安状態にあるときには

大脳の血流が減少することを示唆した過去の文献と一致する結果であると思われます。

現在までのところ，PTSDにおけるドーパミン系の働きを調べたイメージング研究はほとんどありません。しかし，霊長類の前頭前野では，ドーパミン系がストレスに対して最もよく反応するようです。ストレスは前頭前野の認知機能に障害をもたらしますが，ドーパミン遮断薬および前頭前野のドーパミンの代謝回転を低下させる薬剤（塩酸クロニジン，塩酸ナロキソン）の低用量投与により前処理を行うことで，この障害は軽減されます（Arnsten and Goldman-Rakic, 1998）。この研究の著者らは，ストレスによって前頭前野が「オフライン」状態になり，そのため，皮質下の構造が伝達する習慣性の反応により行動を調整するためではないかと考えています。

扁桃体のグルタミン酸受容体とN-メチル-D-アスパラギン酸受容体は，恐怖条件づけの基礎となる神経細胞メカニズム（長期増強など）と，恐怖に関連した記憶の消去に関与している可能性が高いと思われます。現時点では，PTSDをはじめとする不安障害の治療に用いるグルタミン酸系薬剤は上市されていませんが，グルタミン酸系に作用する抗けいれん薬，ラモトリジン（訳注：日本では承認申請中）がPTSDの治療に有効と見られることを示すエビデンスが得られており（Hertzberg et al, 1999），この方向の研究を進めることにより，有益な結果が得られると思われます。

PTSDにおけるもう1つ重要な神経化学的所見は，視床下部—下垂体—副腎（HPA）系に注目したものです。PTSDでは，血漿中コルチゾル濃度の低下と糖質コルチコイド受容体の反応性増大が特徴的に見られることから，PTSDの発生病理に負のフィードバック強化が非常に重要な役割を果たしていることが示唆されています（Yehuda et al, 1993）。こうした所見は，慢性的ストレス（こ

の場合，負のフィードバックと糖質コルチコイド受容体のダウンレギュレーションが減退しています），他の不安障害，うつ病に見られる所見とは大きく異なっています。注目すべきは，扁桃体，特に中心核のコルチゾル放出因子受容体密度も上昇していることです。

　PTSDにおけるHPA系の所見が持つ重要な意味の1つは，この系の機能不全が，特に海馬における神経細胞の損傷の原因である可能性があるという点です。動物実験では，糖質コルチコイドまたは自然状態に近い心理社会的ストレス因子に曝露されると，海馬が損なわれることが実証されています（Sapolsky, 2000）。同様に，極度のストレスを特徴とするヒトの障害でも神経毒性が生じ，それがPTSDに特徴的に見られる認知機能障害の部分的な原因である可能性があります。

進化論的考察：「オフライン」状態への移行

　外傷に対して脳と心のメカニズムが「オフライン」状態になる能力は，おそらく太古の系統発生に根源があり，適応反応として進化してきたものだと考えられます。しかし，PTSDでは，危険が過ぎ去った後もこのプロセスが維持されていると考えられます。

　神経生物学的レベルでは，これは神経化学的系の感作を反映していると思われ，その結果海馬に損傷が生じるのだと考えられます。基本的には，過剰な心的外傷が機能不全をもたらすのであり，この点から，PTSDの重要なリスクファクターの1つは，過去の外傷的出来事への曝露であると考えられます。

　精神生物学的な解釈では，ヒトの場合，平常時には言語と高次の認知プロセスが重要な役割を果たしていることに注目するでしょう。こうした高次の機能が「オフライン」状態になると，外傷的出来事を処理できなくなります。PTSDでは，この問題が持続している

表 6.2 PTSD のリスクファクター

外傷前：IQ の低いこと，脅威の感知の亢進
外傷期：解離，外傷に対する否定的な見方
外傷後：怒り，罪悪感，恥辱感，援助が少ないこと

と考えるのです。

PTSD のリスクファクター（表 6.2）は，こうした観点から容易に概念化することが可能です。外傷前の処理能力に問題がある患者は，PTSD を発症しやすいと考えられます。同様に，外傷期に解離がある患者のほうが，自身の反応を言語化するのが困難であると思われます。最後に，外傷的出来事の直後に罪悪感や恥辱感を感じたり，社会的援助を受けられないと感じる患者は，こうした体験の処理が一層難しくなると思われます（Yehuda, 1999）。

治　療

外傷体験をした患者に対しては，安全で安心な環境を作り上げることが極めて重要です。危険がすでに過ぎ去った患者がいる一方で，脅威が依然として続いている患者（家庭内暴力の被害者など）もいます。同様に，心理療法において信頼関係を築くことも重要な点です。当然のことながら，患者は，医師が信頼のできる，頼りになる人間であるという確信が得られないうちは，治療に真剣に取り組めない場合が多くあります。

現在では，PTSD における薬物療法の価値が強く支持されています。PTSD 治療の歴史の初期には，投薬は想起を促す手段の 1 つと考えられていました。PTSD が，特定の精神生物学的機能不全を特徴とする医学的障害とみなされるようになるにつれて，ランダム化対照試験の実施が増加するようになりました。多くの種類の

薬剤に治療効果が認められていますが,エビデンスのほとんどはSSRI に関する研究から得られたものであり,現在ではSSRI が第1選択薬とみなされています (Stein et al, 2000)。ベンゾジアゼピン系薬剤は,一般的に用いられていますが,実際にはさほど有効ではないようです。

　PTSD の治療における認知行動療法 (CBT) の価値については,有力なエビデンスが得られています。興味深いことに,心的外傷を体験した患者の治療について,CBT の原理と精神力動的心理療法の原理の間に重複する部分がかなり見られます。いずれの療法でも,外傷的出来事の探究を促し,回避行動を徐々に減少させます。外傷について改めて話すことにより,恐らく,潜在的な身体的記憶と顕在的な言語的記憶を統合し,外傷体験が患者の世界観に組み込まれた新たなスキーマを明確化することが可能になると思われます。

　すでに詳述したように,恐怖条件づけに関する前臨床データにより,薬物療法と心理療法による介入がともに有効であることを示す有力なモデルが提示されています。また,PTSD に対する薬物療法と心理療法の最適な利用方法に関する文献も,少数ながら次第に増加しています (Southwick and Yehuda, 1993)。しかし特に興味深いのは,強烈な外傷体験の直後には,薬物療法による予防が予備研究で有望な結果を示しているのに対し,心理療法によるこの段階の介入は効果がないと思われる点です (Pitman et al, 2002)。

　ベトナム戦争の退役軍人を対象として,多くの PTSD に関する研究が行われていますが,この患者群には強い治療抵抗性が時々認められます。こうしたデータが他の退役軍人や一般市民の集団に当てはめられるか否かについては議論がありますが,第 1 選択薬による薬物療法や心理療法が効を奏さない PTSD 患者は,相当の割合に上ります。難治性の PTSD に対する増強療法や併用療法の利用に関する文献は少なく (Stein et al, 2000),この分野の研究がさら

に必要です。

結 論

　研究者の中には,「心的外傷」は,究極的には,あらゆる精神病理の根底に存在する最終的な共通経路であると論じる人々もいます。言うまでもなく,フロイトでさえ,これと類似した初期の立場を変えており,個人の精神生物学的感受性に関する現在のデータにより,外傷に対する反応が,復元力と成長の方向に進むか,それとも精神病理と機能不全の方向に進むか決定する上で,こうした感受性が非常に重要な役割を果たしていることが示唆されています。

　しかしながら,外傷体験の処理が潜在的にも顕在的にも行われうるという事実は,ヒトの本質に関する数多くの重要な真実を示していると考えられます。こうした区別は,精神（皮質における顕在的な明確化）と身体（辺縁系の潜在的活性化）の対比,頭（顕在的）と心（潜在的）の対比に対応しています。言語化すること（前頭葉における処理）を通じて体験は統合され,治癒がもたらされます。確かに,こうした考え方は様々な精神力動的な見解と一致するように思われます（Horowitz, 1991）。

　実際,心の認知感情モデルにとっても,外傷は非常に重要な現象の1つであると言えます。コンピュータによる処理が常に「クール」で「論理的」であるのに対し,外傷のために,ヒトが行う処理が,「ホット」で「不合理な」ものとなる可能性があるのです（Greenberg and Safran, 1990）。「ホットな処理」が持つ利点は,ヒトが自身の体験した外傷を乗り越え,コンピュータには真似のできない復元力と創造性を身につけることが可能であるという点と考えられます。反対にその欠点は,外傷に対して解離と精神病理という形で反応する危険性があるという点でしょう。

第 7 章

社会不安障害

症状とアセスメント

　社会不安障害〔SAD, 社会恐怖（SP）〕は，特定の恐怖症を除けば，不安障害の中で最もよく見られる障害であり，有病率は，様々な調査により3〜16％の幅で報告されています（Davidson et al, 1993 b ; Kessler et al, 1994）。地域研究では女性により多く見られますが，臨床研究では男性患者の割合がかなり増えます。多国間の地域研究によると，人口統計的特徴，臨床的特徴ともに，世界中の様々な地域で類似した傾向が見られます（Weissman et al, 1996）。

　SAD の特徴は，社会的状況で恥ずかしい思いをしたり，恥をかかされたりすることに恐怖を抱くことです（表7.1）。社会的状況には，社会的相互作用のある状況（少人数のグループでの会話，デートなど）と行為状況（他人の前で話すまたは食事をする）があります。これらの状況がパニックの症状を誘発しますが，SAD のパニック発作は，赤面，振戦，視線回避などの症状が現れることがその特徴です（Amies et al, 1983）。

　他の社会不安と同様，多くの場合，不安は回避と能力障害を引き

表7.1 SADの症状（DSM-IV-TRより改変）

(A) よく知らない人たちの前で他人の注視を浴びるかもしれない社会的状況または行為をするという状況の1つまたはそれ以上に対する顕著で持続的な恐怖。その人は，自分が恥をかかされたり，恥ずかしい思いをしたりするような形で行動（または不安症状を呈したり）することを恐れる。
(B) 恐怖している社会的状況への曝露によって，ほとんど必ず不安反応が誘発され，それは状況依存性，または状況誘発性のパニック発作の形をとることがある。
(C) 恐怖している社会的状況または行為をする状況は回避されているか，またはそうでなければ，強い不安または苦痛を感じながら耐え忍んでいる。
(D) 恐怖している社会的状況または行為をする状況の回避，不安を伴う予期，または苦痛のために，その人の正常な毎日の生活習慣，職業上の（学業上の）機能，または社会活動または他者との関係が障害されており，またはその恐怖症があるために著しい苦痛を感じている。
(E) その恐怖または回避は，物質（例：乱用薬物，投薬）または一般身体疾患の直接的な生理学的作用によるものではなく，他の精神疾患ではうまく説明されない。

該当すれば特定せよ
全般性：恐怖がほとんどの社会的状況に関連している場合。

DSM-IV-TR 精神疾患の診断・統計マニュアル．米国精神医学会編，2000年（医学書院）より改変して引用。

起こします。そのため，SADを患う人々は，そうでない人々と比較し，未婚のままのことが多く，高校または大学の中退率が高く，収入も低い場合が一般的です。「社会不安障害」という用語が推奨される傾向にありますが，恐らく「社会恐怖」よりそのほうがスティグマを喚起することが少なく，様々な不安障害と変わらないことを強調する意図があると思われます。

　SADの重要なサブタイプに，全般性（generalized）と特定性（discrete）のSADがあります。全般性SADは，ほとんどの社会的状況に対し恐怖を覚えるのが特徴であるのに対し，特定性SAD

では，恐怖の対象は1つまたは2つの行為状況に限られます。全般性SADのほうがより重篤な能力障害の症状を伴い，より家族性が高いようです。しかし，全般性SAD，特定性SAD，さらには人前で話す恐怖には，それらを関連づける1つの連続性が存在していると考えられます (Kessler et al, 1998)。

SADの共存症として，うつ病と物質使用障害が現れることに注目することは重要です (Kessler et al, 1999)。実際，SADは若年で発症し慢性化の道をたどることが多く，通常SADより後に他の障害が発症することを考えると，SADがうつ病などの障害を誘発すると考えてよいでしょう。興味深いことに，SADに伴ううつ病では，多くの場合非定型症状（過食，過眠，鉛様麻痺，拒絶に対する過敏性などを特徴とする症状）が現れます。

SADの症状を測定する尺度は数多くありますが，その1つにリーボビッツ社会不安評価尺度（Liebowitz Social Anxiety Scale）(Liebowitz, 1987) があります。この尺度は，様々な社会的状況と行為状況について，恐怖と回避のレベルを測定します。

認知感情機能に関する考察：社会的認知

社会不安自体は，もちろん正常で適応的な感情です。実際，それが，SADが精神障害として認知されるまでに長い年月を要した理由であり，また，そのためにSADは未だに適切に診断されず，治療が行われないことの犠牲となっているのです (Schneier et al, 1992)。臨床医自身が，自分に社会不安の感情があることをよく知っていますから，患者のSADの症状を「正常」と誤解してしまうことがあるのです。

実際，精神病理学の教科書では，ヒトの恐怖―闘争―逃走 (fright-fight-flight) 反応を説明するために，よくライオンとアン

テロープ（訳注：羚羊,シカに似たウシ科の動物）の話を例に出しますが,ヒトは高度に社会的な霊長類であり,脅威となる同種（すなわちヒト）のほうが,たまに出現する捕食動物よりも常に不安の対象であったと考えられます。ヒトは恐らく,同種の個体が持つ思考と感情を認知し,それに対応する巧妙なメカニズムを進化させたのでしょう。

他人の表情,感情,視線の認識・処理に関与する神経回路に関して,多くのことがわかってきています（Allison et al, 2000）。扁桃体領域,側頭葉領域,線条体,前頭前野,帯状回皮質など,様々な構造物が社会的認知に介在することが示唆されています（Adolphs, 2001）。

また,これまでの章で見てきたように,不安全般に関係する神経解剖学についても知識が蓄積されています。しかし,社会不安そのものの神経解剖学については,比較的知識が少ないと言えます。ダーウィンが指摘したように（Darwin, 1965）,ヒトは赤面する唯一の動物であり,そのため,一般的な不安の神経解剖学も関連していると考えられますが,社会不安により特異的に関与する他の神経解剖学を解明することもまた必要です。

例えば,扁桃体—背側線条体の神経節回路は,抑制的回避学習と運動学習に関与すると考えられます（Davis and Whalen, 2001）。興味深い所見として,社会不安を持つ小児は,表情活動全般が減少し,表情のレパートリーがより限定されていることが示されています（Melfsen et al, 2000）。感情の処理と欲求行動をつなぐ役割を果たすという意味では,扁桃体—腹側線条体回路もまた,社会不安と関連があると考えられます（Davis and Whalen, 2001）。

引っ込み思案と行動抑制（社会的状況で現れるもの）は,SADの誘因となる気質特性の典型であり,遺伝性の要素があると考えられています。行動抑制の神経生物学的メカニズムは完全には解明さ

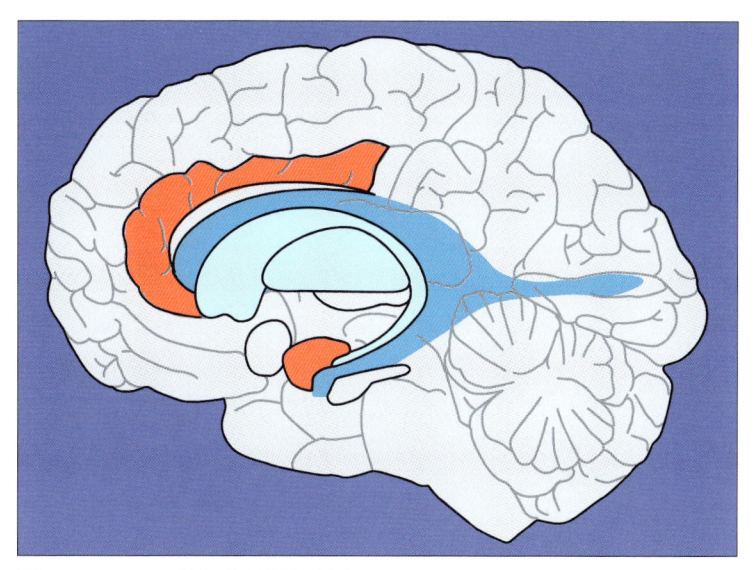

図7.1 SADの機能的神経解剖学：扁桃体と帯状回における活動性上昇と大脳基底核における活動性低下

れてはいませんが，前頭葉前部の活動亢進が関係している可能性が推測されます（Johnson et al, 1999；Kagan et al, 1988）。

SADの神経回路

　社会不安も不安の一形態であることを考えれば，扁桃体がSADの発症に関与していたとしても驚くことではないでしょう（図7.1）。確かに，パニック障害患者と程度の差こそあれ，様々なパニック発作誘発因子によりSAD患者にパニック発作を発生させることが可能です（Stein et al, 2002）。さらに，最近の興味深いデータによると，SAD患者では，恐怖に関連した刺激（Birbaumer et al, 1998）または課題（Tillfors et al, 2001）に曝露されると扁桃体の

選択的活性化が生じることや，嫌悪条件づけ実施中に異常なパターンの扁桃体の活性化が認められることが報告されています (Schneider et al, 1999)。反対に，扁桃体に病変があると（クリューバー・ビューシー症候群），社会恐怖が不適切に欠如した状態が生じると考えられます。

線条体神経回路がSADに関与していることを示すエビデンスもまた増大しています。SAD患者では，加齢による被殻体積の減少が大きく (Potts et al, 1994)，皮質下，視床，尾状核の各領域におけるコリン／クレアチンの信号対雑音比の減少が見られ (Davidson et al, 1993 a)，皮質および皮質下領域において，Nアセチルアスパラギン酸（NAA）濃度の低下と他の代謝産物に対するNAAの比の低下が認められています (Davidson et al, 1993 a; Tupler et al, 1997)。さらに，SADでは，線条体ドーパミン系に異常があると考えられます（下記参照）。

最後に，前頭葉領域がSADに関与している可能性があります。すべての研究結果が一致しているわけではありませんが，SADの陽電子放射断層撮影（PET）研究において症状誘発時に背外側前頭皮質の活動性が亢進すること (Nutt et al, 1998)，SADでは皮質灰白質に異常が見られること (Tupler et al, 1997) が報告されています。前部帯状回は行動の監視（performance monitoring）に関与していることがわかっており (McDonald et al, 2000)，SADをはじめとする多くの不安障害においても決定的な役割を果たしていると考えられます。さらに，様々な不安障害間で所見をプールまたは比較したイメージング研究から，下側皮質の活性化の亢進が不安症状の発生に深く関わっていることが示唆されています (Rauch et al, 1997 b)。

神経回路と神経化学

このように，扁桃体，大脳基底核，前頭葉など様々な領域がSADに関与している可能性のあることを考えると，セロトニン系がSADの発症に重要な役割を果たしていると仮定してよいでしょう。第4章と5章で見てきたように，セロトニン系は広範に分岐し，扁桃体と皮質—線条体両方の神経回路まで伸びています（図1.1）。

さらに，動物モデルでは，セロトニンが社会的行動の発生について中心的な役割を担っていることが示されています。霊長類において，セロトニン機能の低下は親和的な社会的行動の回避に関連するのに対し，セロトニン機能の促進は親和的な社会行動を引き起こします（Raleigh et al, 1983）。同様に，自由行動下の霊長類において，髄液中5-HIAA（セロトニンの代謝産物）が低い場合，社会的能力が劣り，属する社会的グループを早期に離れることが見出されています（Mehlman et al, 1995；Raleigh et al, 1985）。しかし，重要な所見として，地位の変化がセロトニン機能の変化を引き起こすことが示されています。グループのボスである動物を群れから離すと，そのセロトニン濃度が著しく低下するのです（Raleigh et al, 1984）。このように，社会的行動とセロトニンの状態の関係はとても複雑です。興味深いことに，セロトニン活性の上昇は，ヒトにおいても社会的親和性の増加に関連することを示すデータがいくつかありますが，完全に結果が一致しているわけではありません。

SADにおいて，セロトニン機能の静的な末梢測定データに異常があることを示すエビデンスはほとんどありません（Stein et al, 1995；Tancer et al, 1994）。しかし，セロトニン作用薬によりセロトニン系の動的反応性の評価を行った初期の薬理学的「誘発」研究では，SADにおいてセロトニン系の機能不全を支持するデータが

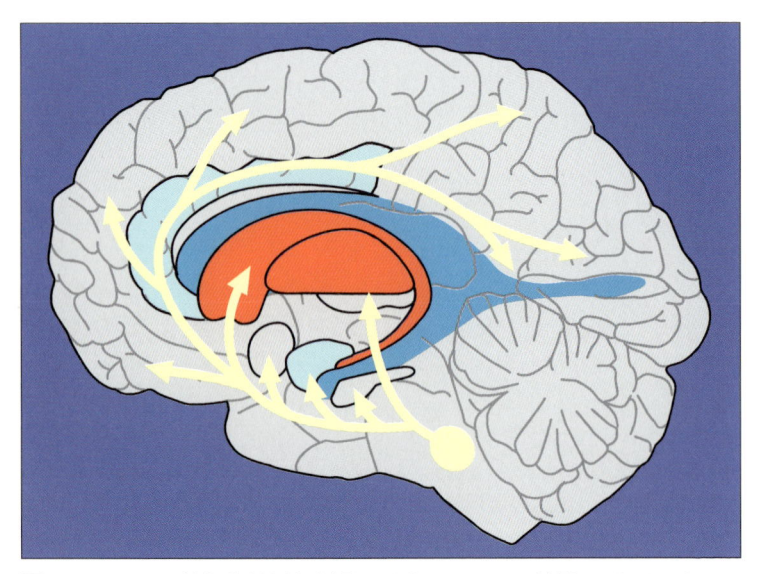

図7.2 SADの機能的神経解剖学に対するSSRIの効果：扁桃体，帯状回，大脳基底核における活動性の正常化

報告されています（Tancer et al, 1994）。セロトニントランスポーター（5-HTTP）遺伝子の低活性の多型が，不安に関係する特性と関連があると考えられることが見出されていますが，その問題の多型はSADそのものとは関連がないようです（Stein et al, 1998）。

　選択的セロトニン再取り込み阻害薬（SSRI）をSADの第1選択薬と考える傾向が強まっています（Ballenger et al, 1998；van der Linden et al, 2000）。SSRIがSADの機能的神経解剖学に与える効果については比較的情報が乏しいのですが，SSRIにはSADの回路の機能不全を正常化する効力があると仮定できるようです。確かに，SSRIによる治療が，SAD患者における扁桃体—海馬，前頭葉，帯状回の各領域の活動性を低下させることを示す複数のエ

ビデンスが存在します（van der Linden et al, 1999；Furmark et al, 2002）（図7.2）。

　様々なエビデンスが，SADにおけるドーパミン系の関与を指摘しています。例えば，動物研究によると，臆病なマウスではドーパミン濃度が低く（Mayleben et al, 1992），社会的地位の低いサルでは線条体D_2受容体結合の低下が認められます（Grant et al, 1998）。しかし，セロトニンの場合と同様，社会的地位とドーパミン機能との関係は複雑です（単純に一方が他方を規定するとは言えないようです）。

　抑うつ患者では，髄液中のドーパミン濃度が低く，内向性の指標と相関しており，SADが共存するパニック障害患者では，髄液中のホモバニリン酸（HVA；ドーパミンの代謝産物）濃度がSADのない患者と比較して低いことが見出されています。さらに，SAD患者の中には，後にパーキンソン病を発症する患者が多いと考えられます（Richard et al, 1996）。反対に，ドーパミン遮断薬治療を受ける患者は，社会不安症状を発症する傾向が高いことが示されています（Pallanti et al, 1999）。実際，モノアミン酸化酵素阻害薬が，SAD治療および非定型うつ病の拒絶に対する過敏性の治療に効果があるのに対し，三環系抗うつ薬はこれらの適応には有効ではありません。

　ドーパミンと気質特性の間には次のような関連があります。ドーパミンD_2受容体アゴニストに対する反応性が低いことと，「陽性感情」が少ないこと。線条体D_2受容体結合またはドーパミントランスポーターの結合が少ないことと，無関心。特定のドーパミンD_2受容体遺伝子多型およびドーパミントランスポーター遺伝子多型の存在と，統合失調気質・回避行動。そして，ドーパミンD_4対立遺伝子の不足と，新奇（novelty seeking）探索行動が少ないことも恐らく関連があると考えられます（すべての所見が一致しているわ

けではなく，また，このような関連がどこまで社会不安そのものと関係しているのかは，まだ明らかではありません) (Stein et al, 2002)。

　脳機能イメージングにより，ドーパミン系がSAD発症において重大な役割を担っていることを示す，これまでで最も強力なエビデンスが得られています。ドーパミン再取り込み部位の密度に関する研究では，SAD患者の線条体におけるドーパミン再取り込み部位の密度が，健常者対照群と比較して著しく低いことが見出されています (Tiihonen et al, 1997 a)。さらに，SADの線条体D_2受容体結合が対照群より少ないことが示されています (Schneier et al, 2001)。これらの所見を総合すると，SADはドーパミン機能の低下を特徴とする障害であろうと考えられます。

　SADに関与していると考えられるその他の神経生物学系には，ある種の神経ペプチド系 (Insel, 1997)，視床下部―下垂体―副腎 (HPA) 系 (Kagan et al, 1988) があり，そして恐らくは成長ホルモン系 (Uhde, 1994) もその1つと考えられます。しかし，このような研究は，まだ臨床場面における薬物療法による介入手段として具体化されるには至っていません。

進化論的考察：服従 (appeasement) 警報

　ヒトは赤面する唯一の動物であると述べたのはダーウィンですが，ヒトだけが赤面する必要があるのだという鋭い見方を示したのはマーク・トウェインでした (Twain, 1897)。赤面の本当の機能は何なのでしょうか。赤面とSADの関係を考えると，その質問の答えは，SADの基礎にある遠因，進化論的メカニズムの解明に関連すると思われます。

　動物の世界には，支配的な地位と従属的な地位を知らせる様々な

メカニズムが存在します。例えば，服従表現は，支配者である同種の個体に対し現状を受け入れることを知らせる上で重要な役割を果たします（De Waal, 1989）。赤面が服従表現の役割を果たしていると考えることは可能でしょうか。確かに，視線を落とし，間の抜けた笑みを浮かべながら恥ずかしさに顔を赤らめる様子は，動物のある種の服従表現を連想させます。さらに，実証的研究により，恥ずかしさの表現は他人の否定的反応を軽減することが示されています（Leary et al, 1992）。

赤面とSADは人口統計学的側面が幾分似通っており（女性と若年層によく見られます），両方とも似たきっかけ（社会的注目）で誘発されることがわかっています（Stein and Bouwer, 1997 b）。さらに，様々なデータにより，SAD患者は社会的服従の必要性を示す情報を誤認することが示されています（自己を過度に卑下する，社会的脅威を過大評価するなど）。赤面の神経生物学的メカニズムの解明はまだ不十分な状態ですが，SADのメカニズムと幾分重複することが推測できます。

特定の警報が病的に欠如した例を挙げることは，誤警報に関する進化論的仮説の強化につながります。社会不安が不足している疾患というのはあるでしょうか。クリューバー・ビューシー症候群（恐怖の欠如が認められます）以外では，「ウィリアムズ障害（William's disorder）」（訳注：乳児期の高カルシウム血症と大動脈狭窄を伴い，知的障害と妖精様顔貌を認める。扁桃体の機能低下が報告されている）の名で知られる遺伝疾患の患者は，過度の社交性を特徴とすることがわかっています（Bellugi et al, 1999）。こうした過度の社会性は，当然患者をありとあらゆる困難に陥れる可能性をはらんでいます。しかし，この疾患の神経生物学的メカニズムは，未だ解明に至ってはいません。

治 療

　SAD治療は，またしても心理教育モデルを納得させることから始まります。多くの患者は，症状が発生することで，性格特性は変えられないと信じ込んでいます。新しい，違うモデルを持たせることが必要です。様々な異なる要因がSADの発症に関与していて，多くの様々な介入方法がSADに有効であるとするモデルを患者に納得させます。こうしたモデルは，患者に対してだけでなく，プライマリケア医師に対しても教える必要があります。なぜなら，SADは医療サービスの利用増大をもたらすにもかかわらず，依然として適切に診断されず治療が行われないことが多いからです。

　モノアミン酸化酵素阻害薬（MAOI）は長い間SAD治療に効果的であるとされてきましたが，MAOIには多くの重大な短所があります。それに対し，可逆性モノアミン酸化酵素A阻害薬（RIMA）は著しく良好な忍容性を示しますが，文献でエフェクトサイズが比較的小さいことが示唆されています。同様に，ベンゾジアゼピンも患者によっては有効と考えられますが，重要な問題が伴います。そこで，SSRIがSADの第1選択薬であると考えられる傾向が強まっています。興味深いことに，SSRIは，全般性のSADに有効なだけでなく，全般性でないSADにも有効であると考えられます (Stein et al, 2001)。

　認知行動療法（CBT）もまたSAD治療に効果があることがわかっています。患者は不安を誘発する状況に自分を曝露し，徐々に回避行動を減少させるよう励まされます。回避行動は，下を向く，スピーチをするときに書見台をつかむなど，目立たない仕草である場合もあります。時間が経つにつれ，患者は自分の社会不安を克服できるようになり，結果として社会的，職業的な機能障害に改善が現

れます。

　最近の所見では，薬物療法，心理療法ともに SAD の機能的神経解剖学の正常化に有効であることが示されており（Furmark et al, 2002），SAD 治療に統合的アプローチを利用することの妥当性が裏づけられる結果となっています。曝露により引き起こされる不安に耐えられない患者には薬物療法を考慮することが適切であり，また，薬物療法により治療を開始した場合でも，CBT を使用する場合は，CBT の原則に従うことが適切な方法です。

　難治性 SAD の治療に関する文献はほとんどありません。治療抵抗性の管理には，物質使用と一般身体疾患の再アセスメントが常に有効な手段となります。興味深い非比較対照試験のデータによると，SSRI が奏効しない SAD 患者にはベンラファキシンが有効と考えられます（Altamura et al, 1999）。新世代抗うつ薬が奏効しない SAD 患者には，古典的な MAOI を考慮することも可能です。しかし，難治性の分野については，さらに研究が必要です。

結　論

　SAD はいくつかの点で，不安障害の中で最も「人間らしい」障害と言えます。パニック障害と強迫性障害（OCD）の進化論的起源が，それぞれ窒息警報と毛づくろい警報にあるという場合には，他の動物もパニック障害と OCD に類似の症状を発症すると考えるのが当然です。ところが，SAD の場合，SAD を発症するのは，複雑な社会的組織を備えた高等な霊長類に限られます。実際，SAD において適切に診断されず治療が行われないという問題が存在するのは，この「人間らしさ」が一因となっていると考えられます。

　認知科学においては，コンピュータモデルに依存している以上，「コンピュータは〜をすることが可能か」という問いは，永遠の問

題となります。この質問に関係するのがかの有名なチューリングテスト（Turing, 1950）です。このテストに最初に合格したのは，妄想性障害患者の話し方をモデル化したコンピュータモデルであるPARRYであると言われています。PARRYが非常に精巧に作られていたため，質問者はコンピュータと話しているのか人間と話しているのか区別がつきませんでした（Colby, 1975）。最新のコンピュータは，日常会話をはじめ認知課題に益々熟達してきています。しかし，コンピュータは，「社会不安」を感じることができるのでしょうか。

　本書の観点では，社会不安という事実は，ヒトの脳と心のメカニズムとそこに介在するウェットウェアの進化について重要な真実を語っているのだと考えます。しかし，社会不安は複雑であるため，この枠組みで捉えられない場合があっても驚くことではありません。他の精神疾患の場合と同様，社会不安による機能不全は，単一の神経生物学的障害の結果である場合はほとんどありませんし，また単に異常な状況に対する意味のある反応であると考えることもできません。

　社会不安が本書の枠組みで捉えられない場合，社会不安は，種々の神経解剖学的構造物（扁桃体，線条体など）に原因があるだけでなく，社会的関係を変容させた体験に根ざしていると考えることもできます。臨床的観点から言えば，SAD患者の苦痛と機能障害の本質を理解し，適切な介入を実施することが非常に重要なのです。

第 8 章

結　論

　本書の第1のテーマは，うつ病と不安障害の神経回路に関する役立つ最新情報を提供することであり，それらの疾患の症状と治療に取り組む際の臨床的基礎を示すという狙いもありました。

　動物および臨床研究により，扁桃体と旁辺縁系の構造物が，恐怖条件づけと不安障害において重要な役割を果たすことが示されています。扁桃体の病変は古くから恐怖反応と関連があることが示されており，反対に，辺縁系の活性化亢進は様々な不安障害の特徴とされています。前部帯状回などの旁辺縁系領域は，認知および感情のインターフェイスの部分で主要な役割を果たしていると思われます。このように同じ系が様々な不安障害において明らかに中心的役割を担っていることが，併発率が高いことの一因であると考えられます。しかし，辺縁系の関与を示すその他の特徴については，個々の障害により異なる所見が得られています。例えば，外傷後ストレス障害（PTSD）では海馬の縮小が見られ，パニック障害では海馬傍回の非対称性が認められています。セロトニン再取り込み阻害薬（SRI）は，不安障害の第1選択薬として考えられる傾向が強まっており，セロトニンニューロンによる扁桃体と旁辺縁系の構造物の神経支配がその有効性を説明する上で極めて重要であると考えられます。現在第1選択薬が奏効しない状態にある患者の治療の一助と

するためにも，さらなる研究により不安障害の基礎となる神経回路を解明することが必要です。

さらに，CSTC（皮質—線条体—視床—皮質）経路が，気分障害と不安障害の両方において重要な役割を果たしており，特に強迫性障害（OCD）およびトゥレット症候群など強迫性スペクトル障害と推定される様々な障害において重要であると考えられます。このモデルに関しては，イメージング，免疫学，遺伝学，治療の各方面からデータの蓄積が進行しています。特筆すべきは，OCDとうつ病のCSTC経路が，薬物療法，心理療法，脳神経外科手術により正常化が可能であるという点です。OCDはかつて，精神力動的な立場から心を理解しようとする試みにおいて重要な障害と考えられていましたが，現在ではOCDとトゥレット症候群などのいくつかの強迫性スペクトル障害は，いくつかの点で，典型的な神経精神医学的障害であると言えます。幸いなことに，SRIをはじめとする様々な薬剤が，OCDとうつ病の患者に症状の緩和をもたらすことが可能です。今後の研究により，症状に対し即効性があり，難治性患者の新たな選択肢となる薬剤の開発を行うことが必要です，このような薬剤は，恐らくセカンドメッセンジャー以降に対して作用する薬剤になると考えられます（Lesch, 2001）。

紙面に限りがある関係で，本書は側性の問題をほとんど取り上げていません。しかし，うつ病の考察の中で，脳卒中の後の左側病変はうつ病を伴うのに対し，右側病変には躁病が伴うことを述べています。同様に，肯定的感情の低下は，左前頭前野皮質の低活性と関連があります（Mineka et al, 1998）。パニック障害では，側頭葉の病変でも特に右半球の病変が関与していることが多く，PTSDでは，右側辺縁系の活性化が顕著となっています。OCDでも側性化のエビデンスがあり，病変が右半球にある場合のほうが，脳神経外科手術による治療の成功率が高くなっています。こうした所見の

重要性は，現在のところまだ不明ですが，多くの研究者が，著しい脳の側性こそがヒトの決定的な特徴であることを示唆しています。気分・不安障害の神経回路に関する今後の研究では，この側性の問題に細心の注意を払うことが賢明でしょう。

本書の第2のテーマは，近因だけでなく遠因（進化論的要因）をも含む精神生物学的メカニズムを理論に組み込むということでした。このような枠組みは，進化論が生物学と神経科学の究極的な基礎であることを考えれば，理論的に重要であることはもちろんですが，同時に臨床的にも価値のあることと言えます。

本書では，「誤警報」（Stein and Bouwer, 1997 a）の概念に基づいて説明を行いました。抑うつと不安は，普通は正常な反応なのですが，精神疾患の場合，特定の欠陥となって現れます。しかし，適応的な防衛と不適応な欠陥の間の境界線は必ずしも明確ではありません。そこで，うつ病，不安障害では，進化に基づき，神経生物学的根拠を持つ警報システムが，誤って作動するのだとする仮説を立てました。本書は，まず様々な種類の危険に対応するため様々な種類の警報システムが進化したと仮定します。このような仮定から，個々の臨床的障害が特定の危険と結びついている（パニック障害と窒息など）とする仮説が導かれます。さらに，このような観点に立つことにより，病因と介入のどちらを考える際にも，環境的体験と神経生物学的実証の両方に注目することが可能となります。

しかし，進化論的アプローチの様々な面は依然として推論の域を出ません。また，ヒトは進化の結果，ヒトという種に独特の記号能力が備わっており，通常の行動と病的行動を総合的に理解するためには，認知レベルの分析が主流となるということも認めておく必要があるでしょう（Stein and Bouwer, 1997 a）。それでも，一方では，進化論的アプローチの提起により，多くの心理社会的現象が見直しをせまられることになるでしょう。その中には，不安症状は文化が

異なれば本質的に異なるとした文化人類学者の見方も含まれます (Stein and Williams, 2002)。また他方では，ヒトの行動全般，とりわけ不安障害について完全に理解しようとするなら，認知レベルの分析は無視するわけにはいかないのです。

本書が提起する様々な「誤警報」仮説に関係する複数のエビデンスが蓄積されつつあります。例えば，パニック障害は窒息誤警報の表現であるとする議論には，今や様々な実証的裏づけが存在します。しかし，気分・不安障害の進化論的アプローチを強化するためには，さらなる研究が必要です。その一方で，こうしたアプローチは臨床状況で有効であると考えられます。それにより，臨床医が症状をより患者の身になって理解することが可能となるとともに，意味のある障害の説明モデルが示されることにより，患者が自分の体験の意味を理解する手助けとなります。

本書の第3のテーマは，脳と心のメカニズムとその病理の概念化のための統合的アプローチを可能とするモデルの提案でした。抑うつと不安は，そのようなモデルを考案する上で特に有効な現象です。なぜなら，抑うつと不安の理解のためには統合的アプローチが必要であると考えられるからです。

確かに，抑うつと不安は重要かつ複雑な感情現象であるため，時代遅れのメタ心理学や精神分析では説明できません。同様に，コンピュータメタファーのみにより脳と心のメカニズムを記述する安易な認知主義的説明によっても，また精神現象を生物学的マーカーによって説明しようとする還元主義的試みによっても，納得のいく説明は得られません（第1章参照）。むしろ，抑うつと不安は，感情が関与する認知処理の形態として概念化が可能です。それらは脳と心のメカニズムのウェットウェアに基礎を置き，社会的相互作用の文脈の中で発現し，行動として表現されるのです。実際，脳と心のメカニズムをより深く理解するためには，認知感情神経科学は，究

表8.1 強迫神経症とヒステリー神経症に対するフロイト派の観点

ヒステリー神経症	強迫神経症
思考の抑圧	感情の抑圧

極的に抑うつと不安の感情とその障害を，さらに詳細に解明する必要があります。

　劇作家と小説家は，長い間，感情と理性，心と精神を区別してきました。フロイトは，感情を科学的に説明しようとしたという意味で先駆者であり，無意識的処理の重要性を主張しました。彼は，強迫性障害（感情が抑圧されている）とヒステリー性障害（思考が抑圧されている）とを対比して説明しています。彼の貢献は，様々な種類の精神病理が感情と理性の様々な形態をどのように反映しているか，非常に詳細に記述したことです（表8.1）。彼の業績は偉大ではありますが，フロイトのモデルはもちろん19世紀の物理学に基づくものであり，エネルギーが表出，抑圧，または迂回するというメタファーは，物理学の範疇を越えるものではありませんでした（Stein, 1992）。しかし，ジャネ，ピアジェらが，今からずっと以前に，精神力動的概念もまた，より認知感情の分野に近い言葉で再構成することが可能であることを示しています。初期の洞察を捨て去るのではなく，精神力動的概念を認知感情神経科学の最新テキストに取り入れ，複雑な脳と心のメカニズムの現象への関心を活性化するべきであると言えます（Stein, 1997）。

　実際，今日私たちは，認知と感情を精神生物学的枠組み（近因と遠因）で理解するというフロイトがかつて見た夢に，未だかつてないほど近づいています。例えば，本書においては，OCDは手続を意識に侵入させる無意識的処理形態が特徴であるのに対して，PTSDは潜在的プロセスと顕在的プロセスを解離状態におく非認知的処理形態が特徴であることについて述べています（表8.2）。

表 8.2 OCD と PTSD に対する認知感情神経科学の観点

PTSD	OCD
恐怖条件づけの機能不全 扁桃体がメカニズムに関与 治療に外傷の処理が含まれる	方法的戦略の機能不全 CSTC がメカニズムに関与 治療に刺激への曝露が含まれる

　もちろん，フロイトとその弟子たちが教えてくれたことの多くは妥当性を失ってはいません。OCD では衝動性が強迫性の根底にあるとする考えは，今でもその可能性が残されていますし，外傷の処理を強調する現代の考えは依然として精神力動論の中心的な考えとなっています。しかしながら，同時にフロイトの時代からは著しい進歩も遂げられています。最も重要な進歩の1つが，理論的構成概念と臨床的介入を検証する実証的研究プログラムの発達です。認知感情神経科学の未来は明るく輝いており，臨床治療全般，特に気分・不安障害治療における進歩は今後も継続するものと期待されます。

文 献

Adolphs R. The neurobiology of social cognition. *Curr Opin Neurobiol* 2001;**11**:231–239

Alexander CE, DeLong MR, Strick PL. Parallel organization of functionally segregated circuits linking basal ganglia and cortex. *Ann Rev Neurosci* 1986;**9**:357–381

Allison T, Puce A, McCarthy G. Social perception from visual cues: role of the STS region. *Trends Cognitive Sci* 2000;**4**:267–277

Altamura AC, Pioli R, Vitto M, et al. Venlafaxine in social phobia: a study in selective serotonin reuptake non-responders. *Int Clin Psychopharmacol* 1999; **14**:239–245

American Psychiatric Association. *Diagnostic and Statistical Manual of Mental Disorders*, 3rd Edn. Washington, DC: American Psychiatric Press, 1980

Amies PL, Gelder MG, Shaw PM. Social phobia: a comparative clinical study. *Br J Psychiatry* 1983;**142**:174–179

Arnsten AFT, Goldman-Rakic PS. Noise stress impairs prefrontal cortical cognitive function in monkeys: evidence for a hyperdopaminergic mechanism. *Arch Gen Psychiatry* 1998;**55**:362–368

Austin M-P, Mitchell P, Goodwin GM. Cognitive deficits in depression: possible implications for functional neuropathology. *Br J Psychiatry* 2001;**178**:200–206

Ballenger JC, Davidson JA, Lecrubier Y, et al. Consensus statement on social anxiety disorder from the international consensus group on depression and anxiety. *J Clin Psychiatry* 1998;**59**:54–60

Ballenger JC, Davidson JR, Lecrubier Y, et al. Consensus statement on generalized anxiety disorder from the International Consensus Group on Depression and Anxiety. *J Clin Psychiatry* 2001;**62S**:53–58

Bandelow B. The use of the Panic and Agoraphobia Scale in a clinical trial. *Psychiatry Res* 1998;**77**:43–49

Barr CL, Goodman WK, Price LH, et al. The serotonin hypothesis of obsessive compulsive disorder: implications of pharmacologic challenge studies. *J Clin Psychiatry* 1992;**53S**:17–28

Baumann B, Bielau H, Kreil D, et al. Circumscribed numerical deficit of dorsal raphe neurons in mood disorders. *Br J Psychiatry* 2002;**32**:93–104

Baxter LR, Schwartz JM, Bergman KS, et al. Caudate glucose metabolic rate changes with both drug and behavior therapy for OCD. *Arch Gen Psychiatry* 1992;**49**:681–689

Bechara A, Tranel D, Damasio H, et al. Double dissociation of conditioning and declarative knowledge relative to the amygdala and hippocampus in humans. *Science* 1995;**269**:1115–1118

Beck AT. *Depression: Clinical, Experimental, and Theoretical Aspects*. New York: Harper & Row, 1967

Becker G, Berg D, Lesch KP, et al. Basal limbic system alteration in major depression: a hypothesis supported by transcranial sonography and MRI findings. *Int J Neuropsychopharmacol* 2001;**4**:21–31

Bell C, Forshall S, Adrover M, et al. Does 5-HT restrain panic? A tryptophan depletion study in panic disorder patients recovered on paroxetine. *J Psychopharmacol* 2002;**16**:5–14

Bell C, Nutt DJ. Tryptophan depletion and its implications for psychiatry. *Br J Psychiatry* 2001;**178**:399–405

Bellugi U, Adolphs R, Cassady C, et al. Towards the neural basis for hypersociability in a genetic syndrome. *Neuroreport* 1999;**10**:1653–1657

Bench CJ, Friston KJ, Brown RG, et al. Regional cerebral blood flow in depression measured by positron emission tomography: the relationship with clinical dimensions. *Psychol Med* 1993;**23**:579–590

Bhaskar R. *A Realist Theory of Science*, 2nd Edn. Sussex: Harvester Press, 1978

Birbaumer N, Grodd W, Diedrich O, et al. fMRI reveals amygdala activation to human faces in social phobics. *Neuroreport* 1998;**9**:1223–1226

Blumberg HP, Stern E, Martinez D, et al. Increased anterior cingulate and caudate activity in bipolar mania. *Biol Psychiatry* 2000;**48**:1045–1052

Bonne O, Brandes D, Gilboa A, et al. Longitudinal MRI study of hippocampal volume in trauma survivors with PTSD. *Am J Psychiatry* 2001;**158**:1248–1251

Bowlby J. *Attachment and Loss*, Vol 3. New York: Basic Books, 1980

Boyer W. Serotonin uptake inhibitors are superior to imipramine and alprazolam in alleviating panic attacks: a meta-analysis. *Int Clin Psychopharmacol* 1995;**10**:45–49

Bremner JD, Innis RB, Ng CK, et al. Positron emission tomography measurement of cerebral metabolic correlates of yohimbine administration in combat-related posttraumatic stress disorder. *Arch Gen Psychiatry* 1997a;**54**:246–254

Bremner JD, Innis RB, Salomon RM, et al. Positron emission tomography measurement of cerebral metabolic correlates of tryptophan depletion-induced depressive relapse. *Arch Gen Psychiatry* 1997b;**54**:364–374

Bremner JD, Innis RB, Southwick SM, et al. Decreased benzodiazepine receptor binding in prefrontal cortex in combat-related posttraumatic stress disorder. *Am J Psychiatry* 2000a;**157**:1120–1126

Bremner JD, Innis RB, White T, et al. SPECT [I-123]iomazenil measurement of the benzodiazepine receptor in panic disorder. *Biol Psychiatry* 2000b;**47**:96–106

Brewin CR. A cognitive neuroscience account of posttraumatic stress disorder and its treatment. *Behav Res Ther* 2001;**39**:373–393

Brody AL, Saxena S, Stoessel P, et al. Regional brain metabolic changes in patients with major depression treated with either paroxetine or interpersonal therapy. *Arch Gen Psychiatry* 2001;**58**:631–640

Buchsbaum MS, Hazlett E, Sicotte N, et al. Topographic EEG changes with benzodiazepine administration in generalized anxiety disorder. *Biol Psychiatry* 1985;**20**:832–842

Burgess N, Jeffrey KJ, O'Keefe J. *The Hippocampal and Parietal Foundations of Spatial Cognition*. New York: Oxford University Press, 1999

Byrum CE, Ahearn EP, Krishnan KR. A neuroanatomic model for depression. *Prog Neuropsychopharmacol Biol Psychiatry* 1999;**23**:175–193

Cahill L, Prins B, Weber M, et al. Beta-adrenergic activation and memory for emotional events. *Nature* 1994;**371**:702–704

Cendes FAFGP, Gambardella A, Lopes-Cendes I, et al. Relationship between atrophy of the amygdala and ictal fear in temporal lobe epilepsy. *Brain* 1994;**117**:739–746

Charney DS. Monoamine dysfunction and the pathophysiology and treatment of depression. *J Clin Psychiatry* 1998;**59S**:11–14

Charney DS, Deutch AY, Krystal JH, et al. Psychobiologic mechanisms of posttraumatic stress disorder. *Arch Gen Psychiatry* 1993;**50**:295–305

Charney DS, Heninger GR, Breier A. Noradrenergic function in panic anxiety: effects of yohimbine in healthy subjects and patients with agoraphobia and panic disorder. *Arch Gen Psychiatry* 1984;**41**:751–763

Cheyette SR, Cummings JL. Encephalitis lethargica: lessons for contemporary neuropsychiatry. *J Neuropsych Clin Neurosci* 1995;**7**:125–135

Colby KM. *Artificial Paranoia: A Computer Simulation of Paranoid Processes*. New York: Pergamon, 1975

Connor KM, Davidson JR. Further psychometric assessment of the TOP-8: a brief interview-based measure of PTSD. *Depress Anxiety* 1999;**9**:135–137

Connor KM, Davidson JRT. The role of serotonin in posttraumatic stress disorder: Neurobiology and pharmacotherapy. *CNS Spectrums* 1998;**3**:43–51

Coplan JD, Gorman JM, Klein DF. Serotonin related functions in panic-anxiety: a critical overview. *Neuropsychopharmacol* 1992;**6**:189–200

Coplan JD, Lydiard RB. Brain circuits in panic disorder. *Biol Psychiatry* 1998; **44**:1264–1276

Damasio AR. The somatic marker hypothesis and the possible functions of the prefrontal cortex. *Philos Trans R Soc* 1996;**351**:1413–1420

Darwin C. *The Expression of Emotion in Man and Animals*. Chicago, IL: Chicago University Press, 1965:1872

Davidson JRT, Boyko O, Charles HC, et al. Magnetic resonance spectroscopy in social phobia. *J Clin Psychiatry* 1993a;**54S**:19–25

Davidson JRT, Hughes DL, George LK, et al. The epidemiology of social phobia: findings from the Duke Epidemiologic Catchment Area study. *Psychological Med* 1993b;**23**:709–718

Davidson RJ. Asymmetric brain function, affective style and psychopathology: the role of early experience and plasticity. *Devel Psychopathol* 1994;**6**: 741–758

Davidson RJ, Putnam KM, Larson CL. Dysfunction in the neural circuitry of emotion regulation – a possible prelude to violence. *Science* 2001;**289**:591–594

Davis M, Whalen PJ. The amygdala: vigilance and emotion. *Mol Psychiatry* 2001;**6**:13–34

De Bellis M, Keshavan MS, Spencer S, et al. N-acetylaspartate concentration in the anterior cingulate of maltreated children and adolescents with PTSD. *Am J Psychiatry* 2000a;**157**:1175–1177

De Bellis MD, Casey BJ, Dahl RE, et al. A pilot study of amygdala volumes in pediatric generalized anxiety disorder. *Biol Psychiatry* 2000b;**48**:51–57

De Waal F. *Peacemaking among Primates*. Cambridge, MA: Harvard University Press, 1989

Delgado PL, Moreno FA. Hallucinogens, serotonin and obsessive-compulsive disorder. *J Psychoactive Drugs* 1998;**30**:359–366

Dolan RJ, Lane R, Chua P, et al. Dissociable temporal lobe activations during emotional episodic memory retrieval. *Neuroimage* 2000;**11**:203–209

Drevets WC. Neuroimaging studies of mood disorders. *Biol Psychiatry* 2000;**48**:813–829

Duchaine B, Cosmides L, Tooby J. Evolutionary psychology and the brain. *Curr Opin Neurobiol* 2001;**11**:225–230

Duman RS, Malberg J, Nakagawa S, et al. Neuronal plasticity and survival in mood disorders. *Biol Psychiatry* 2000;**48**:732–739

Dupont RL, Rice DP, Miller LS, et al. Economic costs of anxiety disorders. *Anxiety* 1996;**2**:167–172

El Mansari M, Bouchard C, Blier P. Alteration of serotonin release in the guinea pig orbito-frontal cortex by selective serotonin reuptake inhibitors. *Neuropsychopharm* 1995;**13**:117–127

Fawcett J, Stein DJ, Jobson KO. *Textbook of Treatment Algorithms in Psychopharmacology*. Chichester: John Wiley, 1999

Flint J. Freeze! *Nat Genet* 1997;**17**:250–251

Fog R, Pakkenberg H. Behavioral effects of dopamine and p-hydroxyamphetamine injected into corpus striatum of rats. *Exp Neurol* 1971;**31**:75–86

Gardner H. *The Mind's New Science: A History of the Cognitive Revolution*. New York: Basic Books, 1985

Gazzaniga MS. *The New Cognitive Neurosciences*, 2nd Edn. Cambridge, MA: MIT Press, 2000

Gelenberg AJ, Chesen CL. How fast are antidepressants? *J Clin Psychiatry* 2000; **61**:712–721

Germine M, Goddard AW, Woods SW, et al. Anger and anxiety responses to m-chlorophenylpiperazine in generalized anxiety disorder. *Biol Psychiatry* 1992;**32**:457–467

Goddard AW, Mason GF, Almai A, et al. Reductions in occipital cortex GABA levels in panic disorder detected with 1h-magnetic resonance spectroscopy. *Arch Gen Psychiatry* 2001;**58**:556–561

Goodman WK, McDougle CJ, Lawrence LP. Beyond the serotonin hypothesis: a role for dopamine in some forms of obsessive-compulsive disorder. *J Clin Psychiatry* 1990;**51S**:36–43

Goodman WK, Price LH, Rasmussen SA, et al. The Yale–Brown Obsessive Compulsive Scale. I. Development, use, and reliability. *Arch Gen Psychiatry* 1989;**46**:1006–1011

Gorman JM, Kent JM, Sullivan GM, et al. Neuroanatomical hypothesis of panic disorder, revised. *Am J Psychiatry* 2000;**157**:493–505

Grant KA, Shively CA, Nader MA, et al. Effect of social status on striatal dopamine

D2 receptor binding characteristics in cynomolgus monkeys assessed with positron emission tomography. *Synapse* 1998;**29**:80–83

Gray JA, McNaughton N. The neuropsychology of anxiety. In Hope DA (ed.) *Perspectives on Anxiety, Panic, and Fear*, Vol 43. Nebraska Symposium on Motivation. Omaha, NE: University of Nebraska Press, 1996:61–134

Greenberg LS, Safran JD. *Emotion in Psychotherapy*. New York,: Guilford Press, 1990

Greenberg PE, Sisitsky T, Kessler RC, et al. The economic burden of the anxiety disorders in the 1990s. *J Clin Psychiatry* 1999;**60**:427–435

Halligan PW, Bass C, Wade DT. New approaches to conversion hysteria. *BMJ* 2000;**320**:1488–1489

Hamner MB, Lorberbaum JP, George MS. Potential role of the anterior cingulate cortex in PTSD: review and hypothesis. *J Neuropsych Clin Neurosci* 1999;**9**:1–14

Handley SL. 5-Hydroxytryptamine pathways in anxiety and its treatment. *Pharmacol Ther* 1995;**66**:103–148

Harnad S. Other bodies, other minds: a machine incarnation of an old philosophical problem. *Minds and Machines* 1991;**1**:43–54

Heim C, Nemeroff CB. The role of childhood trauma in the neurobiology of mood and anxiety disorders: preclinical and clinical studies. *Biol Psychiatry* 2001;**49**:1023–1029

Hertzberg MA, Butterfield M, I, Feldman ME, et al. A preliminary study of lamotrigine for the treatment of posttraumatic stress disorder. *Biol Psychiatry* 1999;**45**:1226–1229

Higley JD, Mehlman PT, Taub DM, et al. Excessive mortality in young free-ranging male non-human primates with low cerebrospinal fluid 5-hydroxyindolacetic acid concentrations. *Arch Gen Psychiatry* 1996;**55**:537–543

Hollander E, Stein DJ, Broatch J, et al. A pharmacoeconomic and quality of life study of obsessive-compulsive disorder. *CNS Spectrums* 1997;**2**:16–25

Horowitz MJ. *Person Schemas and Maladaptive Interpersonal Behavior Patterns*. Chicago, IL: Chicago University Press, 1991

Hugdahl K. Cortical control of human classical conditioning: autonomic and PET data. *Pyschophysiology* 1998;**35**:170–178

Hyman SE, Nestler EJ. Initiation and adaptation: a paradigm for understanding psychotropic drug action. *Am J Psychiatry* 1996;**153**:151–162

Insel TR. A neurobiological basis of social attachment. *Biol Psychiatry* 1997;**154**:726–735

Iny LJ, Pecknold J, Suranyi-Cadotte BE, et al. Studies of a neurochemical link between depression, anxiety, and stress from [3H] imipramine and [3H] paroxetine binding on human platelets. *Biol Psychiatry* 1994;**36**:281–291

Jacobs BJ, Fornal CA. Serotonin and behavior: a general hypothesis. In Bloom FE, Kupfer DJ (eds) *Psychopharmacology: Fourth Generation of Progress*. New York: Raven Press, 1995

Johnson DL, Wiebe JS, Gold SM, et al. Cerebral blood flow and personality: a positron emission tomography study. *Am J Psychiatry* 1999;**156**:252–257

Jorm AF. Mental health literacy. Public knowledge and beliefs about mental disorders. *Br J Psychiatry* 2000;**177**:396–401

Jorm AF, Korten AE, Jacomb PA, et al. 'Mental health literacy': a survey of the public's ability to recognise mental disorders and their beliefs about the effectiveness of treatment. *Med J Aust* 1997;**166**:182–186

Kagan J, Reznick JS, Gibbons J. Biological basis of childhood shyness. *Science* 1988;**240**:167–171

Kandel ER. From metapsychology to molecular biology: explorations into the nature of anxiety. *Am J Psychiatry* 1983;**140**:1277–1293

Kendler KS, Neale MC, Kessler RC, et al. Major depression and generalized anxiety disorder: same genes, (partly) different environments? *Arch Gen Psychiatry* 1992;**49**:716–722

Kendler KS, Thornton LM, Gardner CO. Stressful life events and previous episodes in the etiology of major depression in women: An evaluation of the 'kindling' hypothesis. *Am J Psychiatry* 2000;**157**:1243–1251

Kennedy SH, Evans KR, Krüger S, et al. Changes in regional brain glucose metabolism measured with positron emission tomography after paroxetine treatment of major depression. *Am J Psychiatry* 2001;**158**:899–905

Kessler RC. The epidemiology of pure and comorbid generalized anxiety disorder. A review and evaluation of recent research. *Acta Psychiatr Scand* 2001;**406**:7–13 (review)

Kessler RC, McGonagle KC, Zhao S, et al. Lifetime and 12-month prevalence of DSM-III-R psychiatric disorders in the United States: results from the National Comorbidity Survey. *Arch Gen Psychiatry* 1994;**51**:8–19

Kessler RC, Stang P, Wittchen H-U, et al. Lifetime co-morbidities between social phobia and mood disorders in the US National Comorbidity Survey. *Psychol Med* 1999;**29**:555–567

Kessler RC, Stein MB, Berglund P. Social phobia subtypes in the National Comorbidity Study. *Am J Psychiatry* 1998;**155**:613–619

Kimbrell TA, George MS, Parekh P, I, et al. Regional brain activity during transient self-induced anxiety and anger in healthy adults. *Biol Psychiatry* 1999;**46**:454–465

Kirmayer LJ, Robbins JM, Dworkind M, et al. Somatization and the recognition of depression and anxiety in primary care. *Am J Psychiatry* 1993;**150**:734–741

Klein DF. Delineation of two drug-responsive anxiety syndromes. *Psychopharmacologia* 1964;**5**:397–408

Klein DF. Anxiety reconceptualized. In Klein DF, Rabkin J (eds) *Anxiety: New Research and Changing Concepts*. New York: Raven Press, 1981

Klein DF. False suffocation alarms, spontaneous panics, and related conditions: an integrative hypothesis. *Arch Gen Psychiatry* 1993;**50**:306–317

Kleinman A. *Rethinking Psychiatry: From Cultural Category to Personal Experience*. New York: Free Press, 1988

Klüver H, Bucy PC. Preliminary analysis of functions of the temporal lobes in monkeys. *Arch Neurol Psychiatry* 1939;**42**:979–1000

Lane RD, Reiman EM, Ahern GL, et al. Neuroanatomical correlates of happiness, sadness, and disgust. *Am J Psychiatry* 1997;**154**:926–933

Le Doux J. Fear and the brain: where have we been, and where are we going? *Biol Psychiatry* 1998;**44**:1229–1238

Leary MR, Cutlip WDI, Brit TW, et al. Social blushing. *Psychological Bull* 1992;**3**:446–460

Leckman JF, Goodman WK, North WG. The role of central oxytocin in obsessive compulsive disorder and related normal behavior. *Psychoneuroendocrinol* 1994;**19**:723–749

Leckman JF, Grice DE, Boardman J, et al. Symptoms of obsessive-compulsive disorder. *Am J Psychiatry* 1997;**154**:911–917

Lesch KP. Serotonergic gene expression and depression: implications for developing novel antidepressants. *J Affective Disord* 2001;**62**:57–76

Leuchter AF, Cook IA, Witte EA, et al. Changes in brain function of depressed subjects during treatment with placebo. *Am J Psychiatry* 2002;**159**:122–129

Liebowitz MR. Social phobia. In Ban TA, Pichot P, Poldinger W (eds) *Modern Problems of Pharmacopsychiatry*. Basel: Karger, 1987

Lightowler S, Kennet GA, Williamson IJ, et al. Anxiolytic-like effect of paroxetine in a rat social interaction test. *Pharmacol Biochem Behav* 1994;**49**:281–285

Löw K, Crestani F, Keist R, et al. Molecular and neuronal substrate for the selective attenuation of anxiety. *Science* 2001;**290**:131–134

Lucey J, V, Costa DC, Adshead G, et al. Brain blood flow in anxiety disorders. OCD, panic disorder with agoraphobia, and post-traumatic stress disorder on 99mTcHMPAO single photon emission tomography (SPET). *Br J Psychiatry* 1997;**171**:346–350

Lyons DM, Yang C, Sawyer-Glover AM, et al. Early life stress and inherited variation in monkey hippocampal volumes. *Arch Gen Psychiatry* 2001; **58**:1145–1151

MacFall JR, Payne ME, Provenzale JE, et al. Medial orbital frontal lesions in late-onset depression. *Biol Psychiatry* 2001;**49**:803–806

MacLean PD. Psychosomatic disease and the visceral brain: recent developments bearing on the Papez theory of emotion. *Psychosom Med* 1949;**11**:338–353

MacLeod AK, Byrne A. Anxiety, depression, and the anticipation of future positive and negative experience. *J Abnorm Psychol* 1993;**102**:238–247

Macmillian TM. Post-traumatic stress disorder and severe head injury. *Br J Psychiatry* 1991;**159**:431–433

Maier SF. Exposure to the stressor environment prevents the temporal dissipation of behavioral depression/learned helplessness. *Biol Psychiatry* 2001;**49**:763–773

Maier W, Gansicke A, Freyberger HJ, et al. Generalized anxiety disorder (ICD-10) in primary care from a cross-cultural perspective: a valid diagnostic entity? *Acta Psychiatr Scand* 2000;**101**:29–36

Malhi GS, Bartlett JR. Depression: a role for neurosurgery? *Br J Neurosurg* 2000;**14**:415–422

Malison RT, Price LH, Berman R, et al. Reduced brain serotonin transporter availability in major depression as measured by [^{123}I]-2β-carbomethoxy-3β-(4-iodophenyl)tropane and single photon emission computed tomography. *Biol Psychiatry* 1998;**44**:1090–1098

Mann JJ, Huang YY, Underwood MD, et al. A serotonin transporter gene promoter polymorphism (5-HTTLPR) and prefrontal cortical binding in major depression and suicide. *Arch Gen Psychiatry* 2000;**57**:729–738

Marks IM, Nesse RM. Fears and fitness: an evolutionary analysis of anxiety disorders. *Ethology and Sociobiology* 1994;**15**:247–261

Martin SD, Martin E, Rai SS, et al. Brain blood flow changes in depressed patients treated with interpersonal psychotherapy of venlafaxine hydrochloride. *Arch Gen Psychiatry* 2001;**58**:641–648

Martinot M-LP, Bragulat V, Artiges E, et al. Decreased presynaptic dopamine function in the left caudate of depressed patients with affective flattening and psychomotor retardation. *Am J Psychiatry* 2001;**158**:314–316

Mayberg HS. Frontal lobe dysfunction in secondary depression. *J Neuropsych Clin Neurosci* 1994;**6**:428–442

Mayberg HS, Brannan SK, Mahurin RK, et al. Cingulate function in depression: a potential predictor of treatment response. *Neuroreport* 1997;**8**:1057–1061

Mayberg HS, Liotti M, Branna SK, et al. Reciprocal limbic-cortical function and negative mood: converging PET findings in depression and normal sadness. *Am J Psychiatry* 1999;**156**:675–682

Mayleben M, Gariepy J, Tancer M, et al. Genetic differences in social behaviour: neurobiological mechanisms in a mouse model. *Biol Psychiatry* 1992;**31S**:216A

McDonald AW, III, Cohen JD, Stenger VA, et al. Dissociating the role of the dorsolateral prefrontal and anterior cingulate cortex in cognitive control. *Science* 2000;**288**:1835–1838

McDougle CJ, Epperson CN, Pelton GH, et al. A double-blind, placebo-controlled study of risperidone addition in serotonin reuptake inhibitor-refractory obsessive-compulsive disorder. *Arch Gen Psychiatry* 2000;**57**:794–802

McDougle CJ, Goodman WK, Leckman JF. Haloperidol addition in fluvoxamine-refractory obsessive-compulsive disorder: a double-blind placebo-controlled study in patients with and without tics. *Arch Gen Psychiatry* 1994;**51**:302–308

McGuire M, Troisi A. *Darwinian Psychiatry*. New York: Oxford University Press, 1998

McHugh PR, Slavney PR. *The Perspectives of Psychiatry*. Baltimore, MD: Johns Hopkins University Press, 1988

Mehlman PT, Higley JD, Faucher I, et al. Correlation of CSF 5-HIAA concentration with sociality and the timing of emigration in free-ranging primates. *Am J Psychiatry* 1995;**152**:907–913

Melfsen S, Osterlow J, Florin I. Deliberate emotional expressions of socially anxious children and their mothers. *J Anx Disord* 2000;**14**:249–261

Meyer JH, Swinson R, Kennedy SH, et al. Increased left posterior parietal-temporal cortex activation after D-fenfluramine in women with panic disorder. *Psychiatry Res* 2000;**98**:133–143

Mineka S, Watson D, Clark LA. Comorbidity of anxiety and unipolar mood disorders. *Annu Rev Psychol* 1998;**49**:377–412

Mishkin M, Petri H. Memories and habits: some implications for the analysis of learning and retention. In Squire LR, Butters N (eds) *Neuropsychology of Memory*. New York: Guilford Press, 1984

Montgomery SA. Obsessive compulsive disorder is not an anxiety disorder. *Int Clin Psychopharmacol* 1993;**S8**:57–62

Montgomery SA, Åsberg MA. A new depression scale designed to be sensitive to change. *Br J Psychiatry* 1979;**134**:382–389

Mundo E, Richter MA, Sam F, et al. Is the 5-HT(1Dbeta) receptor gene implicated in the pathogenesis of obsessive-compulsive disorder? *Am J Psychiatry* 2000;**157**:1160–1161

Murray CJL, Lopez AD. *Global Burden of Disease: A Comprehensive Assessment of Mortality and Morbidity from Diseases, Injuries and Risk Factors in 1990 and Projected to 2020*, Vol I. Harvard, MA: World Health Organization, 1996

Nesse RM. Is depression an adaptation? *Arch Gen Psychiatry* 2000;**57**:14–20

Nesse RM, Williams GC. *Why We Get Sick: The New Science of Darwinian Medicine*. New York: Vintage Books, 1994

Norman DA. Cognition in the head and in the world: an introduction to the special issue on situated action. *Cognitive Sci* 1993;**17**:1–6
Nutt DJ. Neurobiological mechanisms in generalized anxiety disorder. *J Clin Psychiatry* 2001;**62S**:22–27
Nutt DJ, Bell CJ, Malizia AL. Brain mechanisms of social anxiety disorder. *J Clin Psychiatry* 1998;**59**:4–11
O'Donnell D, Larocque S, Seckl JR, et al. Postnatal handling alters glucocorticoid but not mineralocorticoid messenger RNA expression in the hippocampus of adult rats. *Mol Brain Res* 1994;**26**:242–248
Ormel J, Koeter MWJ, van den Brink W, et al. Recognition, management, and course of anxiety and depression in general practice. *Arch Gen Psychiatry* 1991;**48**:700–706
Owens MJ, Nemeroff CB. Role of serotonin in the pathophysiology of depression: focus on the serotonin transporter. *Clin Chem* 1994;**40**:288–295
Pallanti S, Quercioli L, Rossi A, et al. The emergence of social phobia during clozapine treatment and its response to fluoxetine augmentation. *J Clin Psychiatry* 1999;**60**:819–823
Panskepp J. *Affective Neuroscience: The Foundations of Human and Animal Emotions.* New York: Oxford University Press, 1998
Papp LA, Klein DF, Gorman JM. Carbon dioxide hypersensitivity, hyperventilation, and panic disorder. *Am J Psychiatry* 1993;**150**:1149–1157
Pappert S. *Mindstorms: Children, Computers and Powerful Ideas.* London: HarperCollins, 1980
Parks CL, Robinson PS, Sibille E, et al. Increased anxiety of mice lacking the serotonin 1A receptor. *Proc Natl Acad Sci USA* 1998;**95**:10734–10739
Penava SJ, Otto MW, Pollack MH, et al. Current status of pharmacotherapy for PTSD: an effect size analysis of controlled studies. *Depress Anx* 1996;**4**:240–242
Piaget J. *The Origins of Intelligence in Children.* New York: International Universities Press, 1952
Pine DS, Weese-Mayer DE, Silvestri JM, et al. Anxiety and congenital hypoventilation syndrome. *Am J Psychiatry* 1994;**151**:864–870
Pitman RK, Sanders KM, Zusman RM, et al. Pilot study of secondary prevention of posttraumatic stress disorder with propranolol. *Biol Psychiatry* 2002;**51**:189–192
Post RM. Transduction of psychosocial stress into the neurobiology of recurrent affective disorder. *Am J Psychiatry* 1992;**149**:999–1010
Potts NL, Davidson JR, Krishnan KR, et al. Magnetic resonance imaging in social phobia. *Psychiatry Res* 1994;**52**:35–42
Raleigh MJ, Brammer GL, McGuire MT. Male dominance, serotonergic systems, and the behavioral and physiological effects of drugs in vervet monkeys (*Cercopithecus aethiops sabaeus*). In Miczek KA (ed.) *Ethopharmacology: Primate Models of Neuropsychiatric Disorders.* New York: Alan R Liss, 1983
Raleigh MJ, Brammer GL, McGuire MT, et al. Dominant social status facilitates the behavioral effects of serotonergic agonist. *Brian Res* 1985;**348**:274–282
Raleigh MJ, McGuire MT, Brammer GL, et al. Social and environmental influences on blood serotonin concentrations in monkeys. *Arch Gen Psychiatry* 1984;**41**:405–410
Ramboz S, Oosting R, Amara DA, et al. Serotonin receptor 1A knockout: an

animal model of anxiety-related disorder. *Proc Natl Acad Sci USA* 1998; 95:14476–14481

Rapoport JL, Ryland DH, Kriete M. Drug treatment of canine acral lick. *Arch Gen Psychiatry* 1992;**48**:517–521

Rauch SL, Baxter LRJ. Neuroimaging in obsessive-compulsive disorder and related disorders. In Jenicke MA, Baer L, Minichiello WE (eds) *Obsessive-Compulsive Disorders: Practical Management*, 3rd Edn. St Louis, MI: Mosby, 1998

Rauch SL, Savage CR, Alpert NM, et al. Probing striatal function in obsessive compulsive disorder: a PET study of implicit sequence learning. *J Neurosci* 1997a;**9**:568–573

Rauch SL, Savage CR, Alpert NM, et al. The functional neuroanatomy of anxiety: a study of three disorders using positron emission tomography and symptom provocation. *Biol Psychiatry* 1997b;**42**:446–452

Rauch SL, Shin LM, Whalen PJ, et al. Neuroimaging and the neuroanatomy of posttraumatic stress disorder. *CNS Spectrums* 1998;**3**:31–41

Rauch SL, van der Kolk BA, Fisler RE, et al. A symptom provocation study of post-traumatic stress disorder using positron emission tomography and script-driven imagery. *Arch Gen Psychiatry* 1996;**53**:380–387

Reber AS. *Implicit Learning and Tacit Knowledge: An Essay on the Cognitive Unconscious*. New York: Oxford University Press, 1993

Redmond DEJ. The possible role of locus coeruleus noradrenergic activity in anxiety-panic. *Clin Neuropharmacol* 1986;**9S4**:40–42

Reiman EM, Fusselman MJ, Fox PT, et al. Neuroanatomical correlates of anticipatory anxiety. *Science* 1989a;**243**:1071–1074

Reiman EM, Raichle ME, Robins E, et al. The application of positron emission tomography to the study of panic disorder. *Am J Psychiatry* 1986;**143**:469–477

Reiman EM, Raichle ME, Robins E, et al. Neuroanatomical correlates of a lactate-induced anxiety attack. *Arch Gen Psychiatry* 1989b;**46**:493–500

Richard IH, Schiffer RB, Kurlan R. Anxiety and Parkinson's disease. *J Neuropsych Clin Neurosci* 1996;**8**:383–392

Rickels K, Rynn MA. What is generalized anxiety disorder? *J Clin Psychiatry* 2001;**62S11**:4–12

Robins LN, Helzer JE, Weissman MM, et al. Lifetime prevalence of specific psychiatric disorders in three sites. *Arch Gen Psychiatry* 1984;**41**:949–958

Robins TW, Brown VJ. The role of the striatum in the mental chronometry of action: a theoretical review. *Rev Neurosci* 1990;**2**:181–213

Robins TW, Everitt BJ. Central norepinephrine neurons and behavior. In Bloom FE, Kupfer DJ (eds) *Psychopharmacology: The Fourth Generation of Progress*. New York: Raven Press, 1995

Robinson RG, Kubos KL, Starr LB, et al. Mood disorders in stroke patients: importance of location of lesion. *Brain* 1984;**107**:81–93

Rocca P, Ferrero P, Gualerzi A, et al. Peripheral-type benzodiazepine receptors in anxiety disorders. *Acta Psychiatr Scand* 1991;**84**:537–544

Rolls ET. A theory of emotion, and its application to understanding the neural basis of emotion. *Cognition and Emotion* 1990;**4**:161–190

Roy-Byrne PP, Katon W. Generalized anxiety disorder in primary care: the precursor/modifier pathway to increased health care utilization. *J Clin Psychiatry* 1997;**58S3**:34–38

Roy-Byrne PP, Stang P, Wittchen H-U, et al. Lifetime panic-depression comorbidity in the National Comorbidity Survey. *Br J Psychiatry* 2000;**176**:229–235

Saint-Cyr JA, Taylor AE, Nicholson K. Behavior and the basal ganglia. In Weiner WJ, Lang AE (eds) *Behavioral Neurology of Movement Disorders*. New York: Raven Press, 1995

Salloway S, Malloy P, Cummings JL. *The Neuropsychiatry of Limbic and Subcortical Disorders*. Washington, DC: American Psychiatric Press, 1997

Sanchez MM, Ladd CO, Plotsky PM. Early adverse experience as a developmental risk factor for later psychopathology: evidence from rodent and primate models. *Dev Psychopathol* 2001;**13**:419–449

Sapolsky RM. Glucocorticoids and hippocampal atrophy in neuropsychiatric disorders. *Arch Gen Psychiatry* 2000;**57**:925–935

Sargent PA, Kjaer KH, Bench CJ, et al. Brain serotonin $_{1A}$ receptor binding measured by positron emission tomography with [^{11}C]WAY-100635: effects of depression and antidepressant treatment. *Arch Gen Psychiatry* 2000;**57**:174–180

Schneider F, Weiss U, Kessler C, et al. Subcortical correlates of differential classical conditioning of aversive emotional reactions in social phobia. *Biol Psychiatry* 1999;**45**:863–871

Schneier FR, Johnson J, Hornig CD, et al. Social phobia: comorbidity and morbidity in an epidemiological sample. *Arch Gen Psychiatry* 1992;**49**:282–288

Schneier FR, Liebowitz MR, Abi-Dargham A. Low dopamine D2 receptor binding potential in social phobia. *Am J Psychiatry* 2001;**157**:457–459

Sedgwick P. *Psychopolitics*. London: Pluto Press, 1982

Seedat S, Stein DJ, Warwick J, et al. Single photon emission computed tomography before and after treatment with the selective serotonin reuptake inhibitor citalopram. *Int J Neuropsychopharmacol* 2000;**2S**:378

Segal ZV, Williams JM, Teasdale JD, Gemar M. A cognitive science perspective on kindling and episode sensitization in recurrent affective disorder. *Psychol Med* 1996;**26**:371–380

Serra G, Collu M, D'Aquila PS, et al. Role of the mesolimbic dopamine system in the mechanism of action of antidepressants. *Pharmacol Toxicol* 1992;**71**:72–85

Shear MK. Factors in the etiology and pathogenesis of panic disorder: revisiting the attachment separation paradigm. *Am J Psychiatry* 1996;**153**:125–135

Sheline Y, I. 3D MRI studies of neuroanatomic changes in unipolar major depression: the role of stress and medical comorbidity. *Biol Psychiatry* 2000;**48**:791–800

Sobin C, Sackheim HA. Psychomotor symptoms of depression. *Am J Psychiatry* 1997;**154**:4–17

Soubrie P. Reconciling the role of central serotonin neurones in human and animal behavior. *Behav Brain Sci* 1986;**9**:319–364

Southwick SM, Yehuda R. The interaction between pharmacotherapy and psychotherapy in the treatment of posttraumatic stress disorder. *Am J Psychotherapy* 1993;**47**:404–411

Spitzer RL, Wakefield JC. DSM-IV diagnostic criterion for clinical significance: does it help solve the false positive problem? *Am J Psychiatry* 1999;**156**:1856–1864

Stahl SM. Mechanism of action of serotonin selective reuptake inhibitors:

serotonin receptors and pathways mediate therapeutic effects and side effects. *J Affective Disord* 1998;**51**:215–235

Staley JK, Malison RT, Innis RB. Imaging of the serotonergic system: interactions of neuroanatomical and functional abnormalities of depression. *Biol Psychiatry* 1998;**44**:534–549

Steere JC, Li B-M, Jentsch JD, et al. Alpha-1 noradrenergic stimulation impairs, while alpha-2 stimulation improves, prefrontal cortical monoamine responses to psychological stress in the rat. *Soc Neurosci Abstr* 1996;**22**:1126

Stein DJ. Philosophy and the DSM-III. *Compr Psychiatry* 1991;**32**:404–415

Stein DJ. Psychoanalysis and cognitive science: contrasting models of the mind. *J Am Acad Psychoanal* 1992;**20**:543–559

Stein DJ. The neurobiology of obsessive-compulsive disorder. *Neuroscientist* 1996;**2**:300–305

Stein DJ. *Cognitive Science and the Unconscious*. Washington, DC: American Psychiatric Press, 1997

Stein DJ. Single photon emission computed tomography of the brain with Tc-99m HMPAO during sumatriptan challenge in obsessive-compulsive disorder: Investigating the functional role of the serotonin auto-receptor. *Prog Neuropsychopharm Biol Psychiatry* 1999;**23**:1079–1099

Stein DJ. The neurobiology of evil: psychiatric perspectives on perpetrators. *Ethnicity and Health* 2000;**5**:305–315

Stein DJ. Comorbidity in generalized anxiety disorder: impact and implications. *J Clin Psychiatry* 2001a;**62S**:29–36

Stein DJ. Neurobiology of the obsessive-compulsive spectrum of disorders. *Biol Psychiatry* 2001b;**47**:296–304

Stein DJ, Bouwer C. A neuro-evolutionary approach to the anxiety disorders. *J Anx Disord* 1997a;**11**:409–429

Stein DJ, Bouwer C. Blushing and social phobia: a neuroethological speculation. *Medical Hypotheses* 1997b;**49**:101–108

Stein DJ, Hollander E. Impulsive aggression and obsessive-compulsive disorder. *Psych Annals* 1993;**23**:389–395

Stein DJ, Hollander E, Cohen L. Neuropsychiatry of obsessive-compulsive disorder. In Hollander E, Zohar J, Marazziti D, Olivier B (eds) *Current Insights in Obsessive-Compulsive Disorder*. Chichester: Wiley, 1994

Stein DJ, Hollander E, Liebowitz MR. Neurobiology of impulsivity and impulse control disorders. *J Neuropsych Clin Neurosci* 1993;**5**:9–17

Stein DJ, Liu Y, Shapira NA, et al. The psychobiology of obsessive-compulsive disorder: how important is the role of disgust? *Current Psychiatry Reports* 2001;**3**:281–287

Stein DJ, O'Sullivan R, Hollander E. Neurobiology of trichotillomania. In Stein DJ, Christenson GA, Hollander E (eds) *Trichotillomania*. Washington, DC: American Psychiatric Press, 1999a

Stein DJ, Rapoport JL. Cross-cultural studies and obsessive-compulsive disorder. *CNS Spectrums* 1996;**1**:42–46

Stein DJ, Seedat S, Potocnik F. Hoarding: a review. *Israel J Psychiatry* 1999b; **36**: 35–46

Stein DJ, Shoulberg N, Helton K, et al. The neuroethological model of obsessive-compulsive disorder. *Compr Psychiatry* 1992;**33**:274–281

Stein D, Spadaccini E, Hollander E. Meta-analysis of pharmacotherapy trials for obsessive compulsive disorder. *Int Clin Psychopharmacol* 1995;**10**:11–18

Stein DJ, Stein MB, Goodwin W, et al. The selective serotonin reuptake inhibitor paroxetine is effective in more generalized and less generalized social anxiety disorder. *Psychopharmacology* 2001;**158**:267–272

Stein DJ, Stone MH. *Essential Papers on Obsessive-Compulsive Disorders*. New York: New York University Press, 1997

Stein DJ, Westenberg H, Liebowitz MR. Social anxiety disorder and generalized anxiety disorder: serotonergic and dopaminergic neurocircuitry. *J Clin Psychiatry* 2002;**63**:12–19

Stein DJ, Williams D. Cross-cultural aspects of anxiety disorders. In Stein DJ, Hollander E (eds) *Textbook of Anxiety Disorders*. Washington, DC: American Psychiatric Press, 2002

Stein DJ, Young JE. *Cognitive Science and Clinical Disorders*. San Diego, CA: Academic Press, 1992

Stein DJ, Zungu-Dirwayi N, van der Linden GJ, et al. Pharmacotherapy for post-traumatic stress disorder. *Cochrane Database of Systematic Reviews* 2000; **4**:CD002795

Stein MB, Chartier MJ, Kozak MV. Genetic linkage to the serotonin transporter protein and 5HT2A receptor genes excluded in generalized social phobia. *Psychiatry Res* 1998;**81**:283–291

Stein MB, Delaney SM, Chartier MJ. Platelet [3H]-paroxetine binding in social phobia: comparison to patients with panic disorder and healthy volunteers. *Biol Psychiatry* 1995;**37**:224–228

Stern E, Silbersweig DA, Chee K-Y, et al. A functional neuroanatomy of tics in Tourette's syndrome. *Arch Gen Psychiatry* 2000;**57**:741–748

Stevens A, Price J. *Evolutionary Psychiatry: A New Beginning*. London: Routledge, 1996

Sussman N, Stein DJ. Pharmacotherapy of generalized anxiety disorder. In Stein DJ, Hollander E (eds) *Textbook of Anxiety Disorders*. Washington, DC: American Psychiatric Press, 2002

Swedo SE, Leonard HL, Garvey M, et al. Pediatric autoimmune neuropsychiatric disorders associated with streptococcal infections: clinical description of the first 50 cases. *Am J Psychiatry* 1998;**155**:264–271

Tancer ME, Mailman RB, Stein MB, et al. Neuroendocrine sensitivity to monoaminergic system probes in generalized social phobia. *Anxiety* 1994; **1**:216–223

Tauscher J, Bagby RM, Javanmard M, et al. Inverse relationship between serotonin 5-HT$_{1A}$ receptor binding and anxiety: a [^{11}C]WAY-100653 PET investigation in healthy volunteers. *Am J Psychiatry* 2001;**158**:1326–1328

Thase ME, Rush J, Howland RH, et al. Double-blind switch study of imipramine or sertraline treatment of antidepressant-resistant chronic depression. *Arch Gen Psychiatry* 2002;**59**:233–239

Thoren P, Asberg M, Bertilsson L. Clomipramine treatment of obsessive-compulsive disorder. II. Biochemical aspects. *Arch Gen Psychiatry* 1980;**37**:1289–1294

Tiihonen J, Kuikka J, Bergstrom K, et al. Dopamine reuptake site densities in patients with social phobia. *Am J Psychiatry* 1997a;**154**:239–242

Tiihonen JF, Kuikka J, Rasanen P, et al. Cerebral benzodiazepine receptor binding and distribution in generalized anxiety disorder: a fractal analysis. *Mol Psychiatry* 1997b;**2**:463–471

Tillfors M, Furmack T, Marteinsdottir I, et al. Cerebral blood flow in subjects with social phobia during stressful speaking tasks: a PET study. *Am J Psychiatry* 2001;**158**:1220–1226

Torgersen S. Comorbidity of major depression and anxiety disorders in twin pairs. *Am J Psychiatry* 1990;**147**:1199–1202

Tupler LA, Davidson JRT, Smith RD, et al. A repeat proton magnetic resonance spectroscopy study in social phobia. *Biol Psychiatry* 1997;**42**:419–424

Turing AM. Computing machinery and intelligence. *Mind* 1950;**59**:236

Twain M. *Following the Equator*, Vol I. New York: Harper and Brothers, 1897

Uhde T. Anxiety and growth disturbance; is there a connection? *J Clin Psychiatry* 1994;**55S**:17–27

van der Linden G, van Heerden B, Warwick J, et al. Functional brain imaging and pharmacotherapy in social phobia: single photon emission tomography before and after treatment with the selective serotonin reuptake inhibitor citalopram. *Prog Neuropsychopharm Biol Psychiatry* 1999;**24**:419–438

van der Linden GJH, Stein DJ, van Balkom AJLM. The efficacy of the selective serotonin reuptake inhibitors for social anxiety disorder (social phobia): a meta-analysis of randomized controlled trials. *Int Clin Psychopharmacol* 2000;**15S2**:15–24

van Praag HM. Inflationary tendencies in judging the yield of depression research. *Neuropsychobiol* 1998;**37**:130–141

Videbach P. PET measurements of brain glucose metabolism and blood flow in major depressive disorder: a critical review. *Acta Psychiatr Scand* 2000; **101**:11–20

Vythilingam M, Anderson ER, Goddard A, et al. Temporal lobe volume in panic disorder – a quantitative magnetic resonance imaging study. *Psychiatry Res* 2000;**99**:75–82

Wang PW, Ketter TA. Biology and recent brain imaging studies in affective psychoses. *Current Psychiatry Reports* 2000;**2**:298–304

Weissman MM, Bland RC, Canino GJ, et al. The cross national epidemiology of obsessive compulsive disorder. *J Clin Psychiatry* 1994;**55S**:5–10

Weissman MM, Bland RC, Canino GJ, et al. The cross-national epidemiology of social phobia: a preliminary report. *Int Clin Psychopharmacol* 1996;**11S**:9–14

Weizman R, Tanne Z, Granek M, et al. Peripheral benzodiazepine binding sites on platelet membranes are increased during diazepam treatment of anxious patients. *Eur J Pharmacol* 1987;**138**:289–292

Wu JC, Buchsbaum MS, Hershey TG, et al. PET in generalized anxiety disorder. *Biol Psychiatry* 1991;**29**:1181–1199

Yehuda R. *Risk Factors for Posttraumatic Stress Disorder*. Washington, DC: American Psychiatric Press, 1999

Yehuda R, McFarlane AC. Conflict between current knowledge about posttraumatic stress disorder and its original conceptual basis. *Am J Psychiatry* 1995;**152**:1705–1713

Yehuda R, Southwick SM, Krystal JH, et al. Enhanced suppression of cortisol following dexamethasone administration in posttraumatic stress disorder. *Am J Psychiatry* 1993;**150**:83–86

Young GB, Chandarana PC, Blume WT, et al. Mesial temporal lobe seizures presenting as anxiety disorders. *J Neuropsych Clin Neurosci* 1995;**7**:352–357

Zald DH, Kim SW. Anatomy and function of the orbital frontal cortex, I: Anatomy, neurocircuitry, and obsessive-compulsive disorder. *J Neuropsych Clin Neurosci* 1996;**8**:125–138

Zohar J, Insel TR, Zohar-Kadouch RC. Serotonergic responsivity in obsessive-compulsive disorder: effects of chronic clomipramine treatment. *Arch Gen Psychiatry* 1988;**45**:167–172

付 録

＊以下の評価尺度は，すでに日本語版の
あるものも含まれているが，版権など
の問題もあり，新たに訳出したもので
ある。

表 A.1　モントゴメリー・アスベルグうつ病評価尺度

1．外見から判断される悲嘆
言葉や顔の表情，態度に失望・落胆，憂うつ，絶望（単なる日常的，一時的な意気消沈以上のもの）が表れていること。悲嘆の深さ，元気のなさを評定せよ。
0　悲しんでいない
1
2　意気消沈しているように見えるが，すぐに元気になる
3
4　ほとんど大抵，悲しそうでつらそうな様子をしている
5
6　いつも惨めそうな様子で，落胆しきっている

2．悲嘆の訴え
外見に表れているか否かにかかわらず，抑うつ気分の訴えがあること。意気消沈，失望・落胆，または無力感および絶望感などを含む。その強さ，持続期間と，気分が出来事にどの程度左右されるかによって評定せよ。
0　状況に合わせて時折悲しくなる
1
2　悲しかったり，ふさぎこんでいたりするが，すぐに元気になる
3
4　悲しみと憂うつに満たされている。それでも気分は周囲の状況の影響を受ける
5

表 A.1　続き

6　絶えず続く，あるいは変わることのない悲しみ，苦悩，または失望・落胆を感じている

3．内的緊張

漠とした不快感，いらいら，不穏な気持ち，パニックを起こしそうな精神的緊張感，心配や恐れ，または苦悩。その強さ，持続期間，または安心感をどの程度求めているかによって評定せよ。

0　穏やかである。ほんの束の間，内的な緊張を感じる程度である
1
2　時折，いらいらや漠とした不快感を感じる
3
4　絶えず内的な緊張を感じ，あるいは間欠的なパニックに襲われるが，何とか自分で制御できている
5
6　心配や恐れ，または苦悩がひっきりなしに襲ってくる。パニックに圧倒されそうになる

4．睡眠の減少

普段元気なときの睡眠パターンと比較して，睡眠時間が短かかったり，眠りが浅かったりすること。

0　いつも通り眠れている
1
2　寝つきが少し悪い，睡眠時間が少し短い，または眠りが少し浅い，もしくはとぎれがちである
3
4　睡眠時間が2時間以上短くなった，または一度目が覚めると2時間以上眠れない
5
6　睡眠時間は2～3時間未満である

5．食欲の低下

元気なときに比べて食欲がないこと。食べ物に対する欲求が失せている，または無理矢理食べようとしなければならない状況か否かによって評定せよ。

0　食欲は正常である，または食欲が増している

表 A.1 続き

1
2 少し食欲がない
3
4 まったく食欲が湧かない，食べても味が感じられない
5
6 何を食べるにしても，何とか自分を説得して食べるような状態である

6．集中困難
なかなか考えを集中させることができず，集中力を完全に失ってしまいそうになること。困難の程度，頻度，および実際に生じた集中不能の状態によって評定せよ。
0 集中力に問題はない
1
2 時折，考えを集中させるのが難しいことがある
3
4 考えを集中，持続させるのが難しいため，何かを読んだり会話を続けたりする能力が低下している
5
6 相当努力しないと，読んだり会話をしたりすることができない

7．だるさ・倦怠感
何かを始めるのが困難なこと，または日常の活動をなかなか始められず，のろのろとしか実行できないこと。
0 何かを始めるのにほとんど困難を感じない。のろのろすることはない
1
2 なかなか行動を開始できない
3
4 簡単なこともなかなか始められず，努力しないとできない
5
6 圧倒的なだるさ・倦怠感があり，助けてもらわないと何もできない

8．無感動
通常は楽しいはずの活動や周囲の状況にあまり興味が湧かないという主観的体験。状況や人々に対して適切な感情を抱く能力が低下している。その強さ，持

表 A.1 続き

続期間と，気分が出来事にどの程度左右されるかによって評定せよ。
0 周囲の状況や他の人々に対して，普通に興味を感じる
1
2 普通に興味を感じる能力が低下している
3
4 周囲の状況に対する興味が失われている。友人や知人に対する感情が湧いてこない
5
6 情緒的に麻痺しており，怒りや深い悲しみが感じられず，親しい近親者や友人に対して何も感じない，あるいは感じられないことが苦痛ですらある

9．悲観的な考え
罪悪，自責，罪深さ，悔恨，および破滅をめぐる考え。
0 悲観的な考えを抱くことはない
1
2 失敗，自責，あるいは自己卑下をめぐって，考えが浮かんだり消えたりする
3
4 絶えず自分を責めている，または合理的ではあるがはっきりとした罪の意識を抱いている。将来に対して次第に悲観的になっている
5
6 破滅，悔恨，または救いがたい罪をめぐる妄想がある。理屈に合わない馬鹿げたことで自分を責め，それを信じ込んでいる

10．自殺念慮
人生は生きるに値しない，自然死した方がありがたいという考え，自殺念慮，および自殺の準備をすること。自殺企図それ自体によって評定が左右されてはならない。
0 人生を楽しんでいる，またはあるがままに受け入れている
1
2 人生に疲れている。ほんの束の間，自殺について考えることがある
3
4 たぶん死んだ方がよいと思う。自殺についてよく考えることがあり，自殺は考えられる解決策のひとつだと思っているが，具体的に行為に移す計画

表 A.1 続き

	はない
5	
6	機会があれば自殺しようという明らかな計画を抱いている。積極的に自殺の準備をしている

Montgomery and Åsberg, Br J Psychiatry 1979；134：382-389 より，Royal College of Psychiatrists の許可を得て転載。

表 A.2　DSM に基づく GAD 症状重症度尺度（DGSS）

1. 過度の不安および心配

頻度

不安になったり，心配したりすることがありますか？ 過去 1 週間にどのくらいありましたか？

0　まったくなかった
1　ほとんどなかった（10 % 未満）
2　ときどきあった（約 20〜30 %）
3　かなり多かった（約 50〜60 %）
4　ほとんど常にそうだった（80 % 以上）

強度

どのくらいの不安や心配を感じましたか？ 過去 1 週間にその不安や心配によって，どのくらい苦痛や不快感を感じましたか？ それがどのくらい生活に支障をきたしましたか？

0　まったくなかった
1　軽度，ほとんど苦痛を感じなかった
2　中等度，明らかに苦痛は感じたが対処できるものだった，多少活動に支障をきたした
3　重度，かなりの苦痛を感じた，活動に大きな支障をきたした
4　極度，耐えられないほどの苦痛を続けることができなかった

2. 心配をなかなかコントロールできないこと

頻度

心配な気持ちをなかなかコントロールできないことがありますか？ 過去 1 週間にどのくらいありましたか？

0　まったくなかった
1　ほとんどなかった（10 % 未満）
2　ときどきあった（約 20〜30 %）
3　かなり多かった（約 50〜60 %）
4　ほとんど常にそうだった（80 % 以上）

強度

心配事を頭の中から振り払って，別のことを考えることができましたか？（それにはどのくらい努力が必要でしたか？）それに伴って，どのくらい苦痛や不快感を感じましたか？ 心配な気持ちをなかなかコントロールできないために，どのくらい生活に支障をきたしましたか？

0　まったくなかった
1　軽度，ほとんど苦痛を感じなかった
2　中等度，明らかに苦痛は感じたが対処できるものだった，多少活動に支障をきたした
3　重度，かなりの苦痛を感じた，活動に大きな支障をきたした
4　極度，耐えられないほどの苦痛を感じた，活動を続けることができなかった

表 A.2 続き

3. 落ち着かなさ、緊張感、またはぴりぴり感

頻度
落ち着かなかったり、緊張したり、ぴりぴりしたりすることがありますか？ 過去1週間にどのくらいありましたか？
0 まったくなかった
1 ほとんどなかった (10 % 未満)
2 ときどきあった (約20〜30 %)
3 かなり多かった (約50〜60 %)
4 ほとんど常にそうだった (80 % 以上)

強度
どのくらい落ち着かなかったり、緊張したり、ぴりぴりしたりしましたか？ それによって、どのくらい苦痛や不快感を感じましたか？ それがどのくらい生活に支障をきたしましたか？
0 まったくなかった
1 軽度、ほとんど苦痛を感じなかった、また は活動に支障をきたすことはなかった
2 中等度、明らかに苦痛は感じたが対処できるものだった、多少活動に支障をきたした
3 重度、かなりの苦痛を感じた、活動に大きな支障をきたした
4 極度、耐えられないほどの苦痛を感じた、活動を続けることができなかった

4. 疲れやすいこと

頻度
疲れやすかったりすることがありますか？ (どのようなことで疲労を感じをますか？) 過去1週間にどのくらいありましたか？
0 まったくなかった
1 ほとんどなかった (10 % 未満)
2 ときどきあった (約20〜30 %)
3 かなり多かった (約50〜60 %)
4 ほとんど常にそうだった (80 % 以上)

強度
どのくらい疲れやすいですか？ それによって、どのくらい苦痛や不快感を感じましたか？ それがどのくらい生活に支障をきたしましたか？
0 まったくなかった
1 軽度、ほとんど苦痛を感じなかった、また は活動に支障をきたすことはなかった
2 中等度、明らかに苦痛は感じたが対処できるものだった、多少活動に支障をきたした
3 重度、かなりの苦痛を感じた、活動に大きな支障をきたした
4 極度、耐えられないほどの苦痛を感じた、活動を続けることができなかった

表 A.2 続き

5. なかなか集中できない、または頭の中が空白になること

頻度

なかなか集中できなかったり、頭の中が空白になってしまうことがありますか？ 過去1週間にどのくらいありましたか？

0 まったくなかった
1 ほとんどなかった (10 % 未満)
2 ときどきあった (約 20〜30 %)
3 かなり多かった (約 50〜60 %)
4 ほとんど常にそうだった (80 % 以上)

強度

それはどのくらいひどいですか？ それがどのくらい生活に支障をきたしましたか？

0 まったくなかった
1 軽度、ほとんど苦痛を感じなかった、または活動に支障をきたすことはなかった
2 中等度、明らかに苦痛は感じたが対処できるものだった、多少活動に支障をきたした
3 重度、かなりの苦痛を感じた、活動に大きな支障をきたした
4 極度、耐えられないほどの苦痛を感じた、活動を続けることができなかった

6. いらいらしやすいこと

頻度

いらいらすることはありますか？ 過去1週間にどのくらいありましたか？

0 まったくなかった
1 ほとんどなかった (10 % 未満)
2 ときどきあった (約 20〜30 %)
3 かなり多かった (約 50〜60 %)
4 ほとんど常にそうだった (80 % 以上)

強度

どのくらいいらいらしますか？ それがどのくらい生活に支障をきたしましたか？

0 まったくなかった
1 軽度、ほとんど苦痛を感じなかった、または活動に支障をきたすことはなかった
2 中等度、明らかに苦痛は感じたが対処できるものだった、多少活動に支障をきたした
3 重度、かなりの苦痛を感じた、活動に大きな支障をきたした
4 極度、耐えられないほどの苦痛を感じた、活動を続けることができなかった

表 A.2 続き

7. 筋緊張
頻度
筋肉が緊張してしまうことがありますか？
過去1週間にどのくらいありましたか？
0 まったくなかった
1 ほとんどなかった (10%未満)
2 ときどきあった (約20〜30%)
3 かなり多かった (約50〜60%)
4 ほとんど常にそうだった (80%以上)

強度
どのくらい緊張しますか？ それによって，どのくらい苦痛や不快感を感じましたか？ それがどのくらい生活に支障をきたしましたか？
0 まったくなかった
1 軽度，ほとんど苦痛を感じなかった，または活動に支障をきたすことはなかった
2 中等度，明らかに苦痛は感じたが対処できるものだった，多少活動に支障をきたした
3 重度，かなりの苦痛を感じた，活動に大きな支障をきたした
4 極度，耐えられないほどの苦痛を感じた，活動を続けることができなかった

8. 睡眠障害（寝つきが悪い，長時間眠れない，またはぐっすり眠れない）
頻度
寝つきが悪い，あるいは継続して眠れないということがありますか？ 安眠できない，ぐっすり眠れないということがどのくらいありましたか？
過去1週間にどのくらいありましたか？
0 まったくなかった
1 ほとんどなかった (10%未満)
2 ときどきあった (約20〜30%)
3 かなり多かった (約50〜60%)
4 ほとんど常にそうだった (80%以上)

強度
それはどのくらいひどいですか？ それがどのくらい生活に支障をきたしましたか？
0 まったくなかった
1 軽度，ほとんど苦痛を感じなかった，または活動に支障をきたすことはなかった
2 中等度，明らかに苦痛は感じたが対処できるものだった，多少活動に支障をきたした
3 重度，かなりの苦痛を感じた，活動に大きな支障をきたした
4 極度，耐えられないほどの苦痛を感じた，活動を続けることができなかった

© 2002 Dan J Stein MD.

表 A.3 エール・ブラウン大学強迫性障害評価尺度

1．強迫的な考えにとらわれている時間
Q：強迫的な考えにとらわれている時間はどのくらいありますか？　どのくらい頻繁に強迫的な考えが浮かんできますか？
0＝まったくない
1＝軽度。1日1時間未満，またはときどき考えが侵入してくる
2＝中等度。1日1～3時間，または頻繁に考えが侵入してくる
3＝重度。1日3～8時間，または非常に頻繁に考えが侵入してくる
4＝極度。1日8時間以上，またはほとんど常に考えが侵入してくる

2．強迫的な考えによる妨げ
Q：強迫的な考えのために社会的な活動や仕事（または役割）がどのくらい妨げられますか？　強迫的な考えのためにできなくなることはありますか？
0＝まったくない
1＝軽度。多少は社会的な活動や仕事の妨げになるが，全体的な能力に支障をきたすことはない
2＝中等度。社会的な活動や仕事上の能力にとって明らかに妨げとなるが，対処可能な範囲である
3＝重度。社会的な活動や仕事上の能力を大きく損ねている
4＝極度。何もできなくなるほどである

3．強迫的な考えに伴う苦痛
Q：強迫的な考えは，あなたにとってどのくらい苦痛ですか？
0＝まったく苦痛ではない
1＝軽度。さほど苦痛ではない
2＝中等度。苦痛ではあるが，対処可能な範囲である
3＝重度。非常に苦痛である
4＝極度。ほとんど常に苦痛を感じており，他のことができなくなるくらいである

4．強迫的な考えに対する抵抗
Q：強迫的な考えに抵抗するためにどのくらい努力していますか？　こうした考えが侵入してきたとき，それを無視しようとしたり，気を紛らわせようとしたりすることはどのくらいありますか？
0＝常に抵抗しようと努力している，または症状がごくわずかなので，積極的

表 A.3　続き

　　に抵抗する必要はない
1 ＝ほとんどの場合，抵抗しようとする
2 ＝抵抗しようと，ある程度努力する
3 ＝コントロールしようとはせず，すべてなすがままにしているが，不本意である
4 ＝まったく好きなようになすがままにしている

5．強迫的な考えに対するコントロール力

Q：強迫的な考えをどのくらいコントロールできますか？　強迫的に考えるのをやめたり，気を散らしたりするのはどのくらいうまくいきますか？　強迫的な考えを頭から追い出すことができますか？
0 ＝完全にコントロールできる
1 ＝ほとんどコントロールできる。ある程度努力し，集中すれば，通常は強迫的な考えをやめたり，気を散らしたりできる
2 ＝ある程度コントロールできる。ときどきは，強迫的な考えをやめたり，気を散らしたりできる
3 ＝ほとんどコントロールできない。強迫的な考えをやめたり，頭から追い出したりできることはほとんどなく，なかなか気を散らすことができない
4 ＝まったくコントロールできない。意志の力はまったく及ばず，一瞬たりとも強迫的な考えを変えることができない

6．強迫行為に費やす時間

Q：強迫行為に費やす時間はどのくらいですか？　儀式があるために，普通の人に比べて日常の行動を完了するのにどのくらい時間がかかりますか？　どのくらい頻繁に強迫行為をしますか？
0 ＝まったくない
1 ＝軽度（1日1時間未満），またはときどき強迫行為を行う
2 ＝中等度（1日1～3時間），または頻繁に強迫行為を行う
3 ＝重度（1日3～8時間），または非常に頻繁に強迫行為を行う
4 ＝極度（1日8時間以上），またはほとんど常に強迫行為を行っている（数え切れないほどだ）

7．強迫行為による妨げ

Q：強迫行為のために社会的な活動や仕事（または役割）がどのくらい妨げら

表 A.3 続き

れますか？ 強迫行為のためにできなくなることはありますか？
0 ＝まったくない
1 ＝軽度。多少は社会的な活動や仕事の妨げになるが，全体的な能力に支障を
　　きたすことはない
2 ＝中等度。社会的な活動や仕事上の能力にとって明らかに妨げとなるが，対
　　処可能な範囲である
3 ＝重度。社会的な活動や仕事上の能力を大きく損ねている
4 ＝極度。何もできなくなるほどである

8．強迫行為に伴う苦痛
Q：強迫行為を妨げられるとどんな気持ちになりますか？ どのくらい不安になりますか？ 強迫行為が完了して満足するまでの間，強迫行為をしている最中はどのくらい不安になりますか？
0 ＝まったく感じない
1 ＝軽度。強迫行為を妨げられると多少不安になる程度である。または，強迫
　　行為をしている最中に多少不安になる程度である
2 ＝中等度。強迫行為を妨げられると不安が高まるものの，対処可能な範囲で
　　ある。または，強迫行為をしている最中は不安が高まっているものの，対
　　処可能な範囲である
3 ＝重度。強迫行為を妨げられると著しく不安が高まり，非常に苦痛である。
　　または，強迫行為をしている最中は著しく不安が高まり，非常に苦痛であ
　　る
4 ＝極度。行動を変えようとして何らかの介入があると，いてもたってもいら
　　れないほど強い不安に襲われる。または，強迫行為をしている最中に，い
　　てもたってもいられないほど強い不安に襲われる

9．強迫行為に対する抵抗
Q：強迫行為に抵抗するためにどのくらい努力していますか？
0 ＝常に抵抗しようと努力している，または症状がごくわずかなので，積極的
　　に抵抗する必要はない
1 ＝ほとんどの場合，抵抗しようとする
2 ＝抵抗しようと，ある程度努力する
3 ＝コントロールしようとはせず，すべてなすがままにしているが，不本意で
　　ある

表 A.3 続き

4＝まったく好きなようになすがままにしている

10. 強迫行為に対するコントロール力
Q：強迫行為の衝動はどのくらい強いですか？　強迫行為をどのくらいコントロールできますか？

0＝完全にコントロールできる
1＝ほとんどコントロールできる。強迫行為をするように仕向ける力を感じるが，通常は意志の力でコントロールできる
2＝ある程度コントロールできる。強迫行為をするように仕向ける強い力を感じ，やっとのことでコントロールできる
3＝ほとんどコントロールできない。強迫行為をするように仕向ける非常に強い衝動を感じ，最後までやらないと気が済まず，強迫行為を遅らせる程度のことしかできない
4＝まったくコントロールできない。強迫行為の衝動は圧倒的であり，意志の力はまったく及ばず，一時的に遅らせることすらほとんどできない

Goodman et al. Arch Gen Psychiatry 1989；46：1006-1011 より，Wayne Goodman MD（フロリダ大学）の許可を得て転載。

表 A.4 パニックおよび広場恐怖尺度

(A) パニック発作

A 1．頻度
- ❏ 0　過去1週間にパニック発作はなかった
- ❏ 1　過去1週間にパニック発作が1回あった
- ❏ 2　過去1週間にパニック発作が2〜3回あった
- ❏ 3　過去1週間にパニック発作が4〜6回あった
- ❏ 4　過去1週間にパニック発作が7回以上あった

A 2．重症度
- ❏ 0　パニック発作を経験したことはない
- ❏ 1　発作は通常，ごく軽度である
- ❏ 2　発作は通常，中等度である
- ❏ 3　発作は通常，重度である
- ❏ 4　発作は通常，きわめて重度である

A 3．パニック発作の平均持続時間
- ❏ 0　パニック発作を経験したことはない
- ❏ 1　1〜10分
- ❏ 2　10〜60分
- ❏ 3　1〜2時間
- ❏ 4　2時間以上

U. ほとんどの発作は予期した（恐れている状況で起こった）ものか，それとも予期していなかった（自然発生的な）ものか？
- ❏ 9　パニック発作を経験したことはない
- ❏ 0　ほとんど予期していなかった
- ❏ 1　予期していたものより予期していなかったものの方が多い
- ❏ 2　予期していなかったものもあれば，予期していたものもある
- ❏ 3　予期していなかったものより予期していたものの方が多い
- ❏ 4　ほとんど予期していた

(B) 広場恐怖，回避行動

B 1．回避行動の頻度
- ❏ 0　回避なし（または広場恐怖なし）
- ❏ 1　恐れている状況を回避することはほとんどない

表 A.4 続き

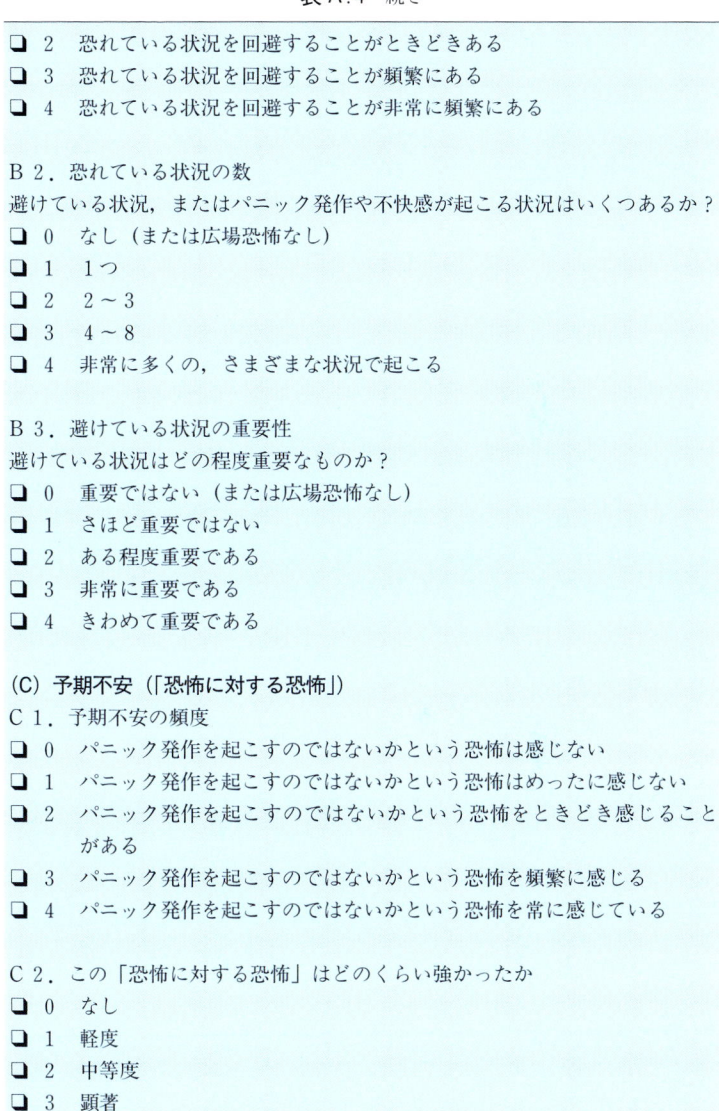

- ❏ 2 恐れている状況を回避することがときどきある
- ❏ 3 恐れている状況を回避することが頻繁にある
- ❏ 4 恐れている状況を回避することが非常に頻繁にある

B 2．恐れている状況の数
避けている状況，またはパニック発作や不快感が起こる状況はいくつあるか？
- ❏ 0 なし（または広場恐怖なし）
- ❏ 1 1つ
- ❏ 2 2～3
- ❏ 3 4～8
- ❏ 4 非常に多くの，さまざまな状況で起こる

B 3．避けている状況の重要性
避けている状況はどの程度重要なものか？
- ❏ 0 重要ではない（または広場恐怖なし）
- ❏ 1 さほど重要ではない
- ❏ 2 ある程度重要である
- ❏ 3 非常に重要である
- ❏ 4 きわめて重要である

(C) 予期不安（「恐怖に対する恐怖」）
C 1．予期不安の頻度
- ❏ 0 パニック発作を起こすのではないかという恐怖は感じない
- ❏ 1 パニック発作を起こすのではないかという恐怖はめったに感じない
- ❏ 2 パニック発作を起こすのではないかという恐怖をときどき感じることがある
- ❏ 3 パニック発作を起こすのではないかという恐怖を頻繁に感じる
- ❏ 4 パニック発作を起こすのではないかという恐怖を常に感じている

C 2．この「恐怖に対する恐怖」はどのくらい強かったか
- ❏ 0 なし
- ❏ 1 軽度
- ❏ 2 中等度
- ❏ 3 顕著

表A.4 続き

❏ 4 極度

(D) 無能力

D1. 家族関係（夫婦，子供との関係など）における無能力
❏ 0 なし
❏ 1 軽度
❏ 2 中等度
❏ 3 顕著
❏ 4 極度

D2. 社会的関係および余暇時間（映画鑑賞などの社会的イベントなど）における無能力
❏ 0 なし
❏ 1 軽度
❏ 2 中等度
❏ 3 顕著
❏ 4 極度

D3. 職場（または家事）における無能力
❏ 0 なし
❏ 1 軽度
❏ 2 中等度
❏ 3 顕著
❏ 4 極度

(E) 健康に関する心配

E1. 健康が損なわれることに対する心配
患者は，この障害のために身体を損なうのではないかと心配していた
❏ 0 心配していなかった
❏ 1 ほとんど心配していなかった
❏ 2 多少心配していた
❏ 3 かなり心配していた
❏ 4 明らかに心配していた

表 A.4 続き

E 2. 器質性疾患の想定
患者は，不安症状が心理的な障害ではなく，身体疾患によるものだと思っていた
- 0 思っていなかった，心理的な障害によるものだと思っていた
- 1 ほとんど思っていなかった
- 2 多少思っていた
- 3 かなり思っていた
- 4 明らかに身体疾患によるものだと思っていた

B Bandelow MD の許可を得て，Panic and Agoraphobic Scale（PAS）© 1999 Hogrefe & Huber Publishers（43〜44 ページ）より転載。

表A.5　TOP-8

あなたを最も悩ませているのはどの外傷的出来事ですか？
出来事：……

1．頭から振り払おうとしても振り払うことのできないその出来事について，苦痛なイメージ，考え，あるいは記憶を体験したことがありますか？
0＝まったくない
1＝軽度：ほとんどない，または悩まされるというほどではない
2＝中等度：週に1回以上，またはやや苦痛である
3＝重度：週に4回以上，またはかなり苦痛である
4＝きわめて重度：毎日，または非常に苦痛で，仕事や人づきあいもできないほどである

2．その出来事を思い出させる，またはその出来事に類似した出来事に曝されると，何か身体的な反応（発汗，震え，動悸，吐き気，過呼吸，めまいなど）が起こりますか？
0＝まったくない
1＝ごくわずかである：ほとんどない，またははっきりしない
2＝多少ある：少し苦痛である
3＝かなりある：かなり苦痛である
4＝顕著である：非常に苦痛で，そのために助けを求めたことがある（胸痛があまりにもひどかったので，心臓発作を起こしたにちがいないと思ったなど）

3．その出来事を思い出させる場所，人々，話題，または活動（映画，テレビ番組，一部の場所，会議，葬儀など）を避けたことがありますか？
0＝避けたことはない
1＝軽度：あまり重要ではない
2＝中等度：明らかに状況を避けたことがある
3＝重度：非常に不快な気分になる，また回避することで生活に何らかの影響がある
4＝きわめて重度：家に閉じこもって，買い物や食事にも出られず，活動が大幅に制約されている

4．以前は楽しんでいた事柄にあまり興味がもてなくなった（楽しいと思わなくなった）ということはありますか？

表A.5 続き

0＝興味がもてなくなったということはない
1＝ひとつかふたつ，あまり楽しいと思わなくなったことがある
2＝複数の活動についてあまり楽しいと思わなくなった
3＝ほとんどの活動についてあまり楽しいと思わなくなった
4＝ほぼすべての活動についてあまり楽しいと思わなくなった

5．以前ほど人づきあいをしなくなりましたか？ 他の人々との関係によそよそしさを感じますか？
0＝特に問題はない
1＝疎遠な／よそよそしい感じはするが，人々とは普通に接している
2＝普通だったら参加するつきあいをときどき避けることがある
3＝普通だったらつきあう人々を明らかに，一般的に避けている
4＝あらゆる社会的接触を完全に拒否し，積極的に避けている

6．他の人々に対して温かい感情を抱いたり，親近感を覚えることができますか？ 麻痺しているように感じますか？
0＝特に問題はない
1＝軽度：あまり重要ではない
2＝中等度：気持ちをなかなか表に出せない
3＝重度：気持ちを表に出すことについて明らかに問題がある
4＝きわめて重度：何の感情も湧かない，ほとんどいつも麻痺したようになっている

7．いつも警戒せずにはいられませんか？ 用心深いですか？ ぴりぴりしていますか？ 壁を背にして座らずにはいられませんか？
0＝特にそのような問題はない
1＝軽度：ときどきあるが，支障をきたすほどではない
2＝中等度：ある種の状況にいると不快感が生じる／ぴりぴりしたり用心深くなったりする
3＝重度：ほとんどの状況で不快感が生じる／ぴりぴりしたり用心深くなったりする
4＝きわめて重度：極度の不快感が生じる／生活が変わってしまった（絶えず警戒感を抱いている／警戒心が強くなりすぎて社会生活に問題が生じている）

表 A.5 続き

8．すぐにびくっとしますか？　飛び上がりそうになることはありますか？　不意に物音がすると，あるいは外傷のことを思い出させるような何かを聞いたり見たりすると，びくっとしたり飛び上がりそうになることがありますか？
0＝特にそのような問題はない
1＝軽度：ときどきあるが，支障をきたすほどではない
2＝中等度：明らかに不快感が生じる，または2週間に1回以上，おおげさなくらいびくっとすることがある
3＝重度：1週間に1回以上そういうことが起こる
4＝きわめて重度：あまりにもひどすぎて，仕事も人づきあいもできないほどである

© 2002 Jonathan Davidson MD.

表A.6　リーボビッツ社会不安評価尺度

各質問に対して，以下の数字で答えてください。

恐怖または不安
0＝なし
1＝軽度
2＝中等度
3＝重度

回避
0＝なし（0％）
1＝ときどき（1～33％）
2＝しばしば（34～67％）
3＝大体いつも（68～100％）

	恐怖または不安	回避
1．人前で電話をする		
2．小さなグループに参加する		
3．公共の場所でものを食べる		
4．公共の場所で，他の人々と一緒に飲む		
5．立場が上の人々に話しかける		
6．聴衆の面前で何らかの行為や演技や話をする		
7．パーティーに出かける		
8．人に見られながら仕事をする		
9．人に見られながら字を書く		
10．よく知らない人に電話をかける		
11．よく知らない人々と話をする		
12．面識のない人と会う		
13．公衆トイレで用を足す		
14．他の人々がすでに着席している部屋に入る		
15．注目の的になる		
16．会議で発言する		
17．試験を受ける		
18．よく知らない人々に対して異議または不承認を表明する		
19．よく知らない相手の目をじっと見る		
20．集まりで報告をする		
21．誰かと知り合いになろうとする		
22．店に返品をする		
23．パーティーを開く		
24．押し売りに抵抗する		

Michael Liebowitz MD（ニューヨーク州立精神医学研究所　不安障害診療部長，コロンビア大学臨床精神医学教授）のご厚意により許可を得て転載。

訳者あとがき

　急速なグローバリゼーションによってアメリカ型の市場原理が世界を席巻し，先の見えない不安定な社会が到来しています。日本でも格差社会やワーキングプアなどの言葉が流行となっていますが，うつ病や各種の不安障害で受診する方の数が急激に増加しています。特に様々なタイプのうつ病で受診する方の数は過去数年で倍増し，今や100万人に達する勢いです。自殺者数も減らず平成10年以来年間3万2千人以上という，先進国では最悪の状態が続いています。平成18年度には若者，特に学生の自殺者数が統計を取り始めて以来最も多くなってしまいました。自殺対策基本法も制定され，うつ病の早期発見，早期治療が大きな課題となっています。都市部を中心に気楽にかかれるメンタルクリニックが急増していますが，そこでは心理面のサポートとともに本書で取り上げられている脳内のセロトニンに作用する薬が広く用いられるようになっています。

　選択的セロトニン再取り込み阻害薬（SSRI）は脳内においてセロトニンの再取り込みを強力にブロックすることにより効果を発揮する薬剤の総称で，さまざまなうつ病や不安障害の治療薬として世界中で驚くほどの量の薬が消費されています。日本でも平成11年にフルボキサミン（商品名ルボックス，デプロメール），平成12年にはパロキセチン（商品名パキシル），平成18年にはセルトラリン（商品名ジェイゾロフト）が登場し広く用いられています。

　不安とうつの両方に効く便利な薬，副作用が少なく安全な抗うつ薬として登場したSSRIですが，最近では未成年やヤングアダルトのうつ病を中心に自殺念慮や自傷行為，自殺企図など自殺のリスク

を高める薬として不信や不安が広がっています。私は，わが国で最も早くこうしたリスクを懸念して警告を発し続けてきましたが，その一方でSSRIの効果や有用性を認識し，そのリスクとベネフィットを考慮した適正使用を唱え続けています。

そのためには脳内のセロトニン神経系の機能と，脳における気分や感情，認知の調節メカニズムを理解し，正常な情動の調節機構の破綻とそれに対するSSRIの作用という視点で考える必要があります。喜怒哀楽，不安やうつは人間に特有と思われがちですが，動物の進化の過程では生存に必要な警報という形でさまざまな情動反応が認められます。従って人間のうつ病や不安障害の理解にもこうした進化論的な見方が必要と思われます。この本はこうした感情と認知の神経科学的な基盤を進化論的な視点も加えて，カラフルな図とともに簡潔に解説した絶好の入門書です。

著者のStein博士とはイタリアのサルジニア島やモロッコ北西部の北大西洋に浮かぶスペイン領のリゾート地カナリア諸島で開かれた強迫性障害に関する会議でお目にかかり，社会不安スペクトラム障害に関する論文の共著者とさせていただきました。世界の不安障害の臨床をリードする少壮の精神科医で，最近『不安障害テキストブック』を編集者の1人として出版しています。

Dan Joseph Stein博士は現在南アフリカ共和国のケープタウンにあるケープタウン大学の精神科の主任教授であり，ステレンボス大学の不安ストレス障害研究部門の長も兼任しています。また，ニューヨークのMt. Sinai医科大学の教授も兼務しており，世界の不安障害の臨床研究をリードしています。

SSRIを処方する機会の多いうつ病や不安障害の臨床に関わる医師，臨床心理士，看護師，保健師などの医療関係者だけでなく，不安やうつに悩む当事者の方にも是非お読みいただきたいと思います。巻末に紹介してある各種の評価尺度やスケールはすでに日本語訳の

あるものもかなりありますが，版権の関係で新たに訳したものであることをご了解願います。最後にこの本の出版の機会を与えてくださった星和書店の石澤雄司社長に感謝します。

　この本が不安とうつに悩む方の医療におけるSSRIの適正な使用に繋がれば幸いです。

平成19年文月　八王子にて
田島　治

索　引

〔日本語〕

【あ行】
アドレナリン受容体の感受性低下　43
アンフェタミン　78
異常な気分および不安　14
一酸化窒素　27
一般身体疾患に伴って生じるうつ病　21
イミプラミン　75
ウィリアムズ障害　105
失われた障害　80
右側病変　21
内側前頭前野（前部帯状回）　84
うつ病と各不安障害の認知感情神経科学モデル　12
うつ病と不安障害の神経回路　109
うつ病と物質使用障害　97
うつ病における末梢セロトニンマーカー　24
うつ病におけるセロトニン神経伝達の異常　25
うつ病における線条体神経回路の役割　21
うつ病の神経解剖学モデル　21
うつ病の神経回路　22
運動学習　98
エール・ブラウン大学強迫性障害評価尺度（Yale-Brown Obsessive-Compulsive Scale：YBOCS）　52
遠因　12
塩酸クロニジン　90
塩酸ナロキソン　90
オフライン状態　84，90，91
オンディーヌの呪い　78

【か行】
解釈的（hermeneutic）アプローチ　10
外傷後ストレス障害（PTSD）　81
外傷体験の処理　94
外傷的出来事　81
外側基底扁桃体　70
海馬　19，38，70，84
海馬における神経細胞の損傷　91
海馬の体積減少　22，85
海馬の体積の遺伝的相違　85
海馬または海馬傍回領域の機能不全　74
回避および麻痺の症状　83
回避行動　37
回避と麻痺　81
回復力（resilience）　32
解離　84
可逆性モノアミン酸化酵素 A 阻害薬（RIMA）　106
覚醒亢進　81
葛藤　38

過度の社交性　105
感覚情報の処理を抑制　29
眼窩前頭皮質の5-HT$_{1D}$受容体　61
眼窩前頭領域　38
還元主義　8
還元主義的試み　112
患者とのラポール　30
感情・動機づけ行動　20
ガンマアミノ酪酸（GABA）受容体複合体　43
ガンマアミノ酪酸／ベンゾジアゼピン（GABA/BZ）受容体　77
顔面運動神経　70, 84
危険に対する防衛反応　45
基礎恐怖回路　37
気分および不安障害の根源的メカニズム　15
急性うつ病エピソードの進化モデル　29
強迫観念　49
強迫行為　49
強迫スペクトル障害　51, 110
強迫性障害（OCD）　49
恐怖条件づけ　38, 44
恐怖条件づけに関与する脳回路　69
恐怖条件づけの基礎となる神経細胞メカニズム　90
恐怖条件づけの文脈　70
恐怖条件づけの文脈処理　84
恐怖に対する警報のサブタイプ　45
恐怖反応　44
橋網様核　70
局所脳波の研究　40
近因　12
緊張　36

緊張性障害　36
空間／知覚記憶　70
クリューバー・ビューシー症候群（Klüver-Bucy syndrome）　72, 105
グルタミン酸塩　27
クロミプラミン　59, 64
毛づくろい障害　63
血漿中コルチゾル濃度の低下　90
血小板 α_2 アドレナリン受容体の結合部位　43
血小板パロキセチン結合の減少　41
嫌悪　63
顕在記憶　19, 71, 84
顕在的処理　70
検死脳の形態計測研究　22
口顔面の常同行動　62
構造イメージング研究　22
高速の視床—扁桃体回路　84
肯定的感情の欠如　19
肯定的感情の低下　110
行動主義的アプローチ　7
行動抑制　98
行動抑制の神経生物学的メカニズム　98
興奮性アミノ酸　27
枯渇に関する研究　25
誤警報（false alarm）　1, 66, 78, 105, 111
誤警報仮説　112
心のコンピュータモデル　7
心の認知感情モデル　94
コリン／クレアチンの信号対雑音比の減少　100
コルチコトロピン放出因子　27

コルチコトロピン放出因子の放出低下 76

【さ行】
採餌行動 20
再体験 81
再体験と覚醒亢進の症状 83
再発性うつ病に関する「燃え上がり」仮説 30
細胞体樹状突起自己受容体 5-HT$_{1A}$の脱感作 25
左側病変 21
サブスタンス P 27
三環系抗うつ薬 79, 103
弛緩法 79
思考のためのツール (thing-with-which-to-think) 13
自己臭症候群 52
自殺傾向 17
視床下部 20
視床下部−下垂体−副腎 (HPA) 系 20
視床下部の外側核 70, 84
実行機能 (executive function) 19
疾病 (disease, 生物医学的障害) 13
シナプス前 $α_2$ アンタゴニスト 77
自閉症 52
社会恐怖 95, 96
社会的相互作用テスト 41
社会不安障害 95, 96
習慣システム (habit system) 53
受容的環境 (holding environment) 30
条件恐怖の形成 70

情動記憶システム 19
衝動的攻撃性 45
消費者アドボカシー 3
消費者アドボカシーグループ 31
情報の解釈を調節する認知感情構造 31
進化的起源 15
進化に基づく誤警報 (false alarm) 12, 45
進化論的アプローチ 111
進化論的要因 111
進化論に基づくうつ病の説明 28
心気症 52
新奇 (novelty seeking) 探索行動 103
神経外科的損傷 24
神経衰弱 47
神経ペプチド 27
侵襲的な介入方法 65
新世代抗うつ薬 30
新世代の抗精神病薬 65
身体醜形障害 52
身体症状 5
身体的緊張 36
心的外傷 94
心的緊張 36
心配 36
心理教育モデル 106
親和的な社会的行動の回避 101
親和的な社会行動の引き起こし 101
水圧モデル (hydraulic model) 7
髄液中のホモバニリン酸 (HVA；ドーパミンの代謝産物) 濃度 103
スキーマ 31
スティグマ 3, 6

スマトリプタン 61
制御が困難な心配 36
正常な気分および不安 14
正常な認知感情プロセスに介在する神経回路 13
精神医学の消費者アドボカシー 6
精神運動機能 20
精神運動制止 27
精神障害にまつわるスティグマ撲滅 31
精神病性気分障害のイメージング研究 22
精神病理の近因と遠因 16
精神力動的アプローチ 6
精神力動的概念 113
精神力動的な見解 94
青斑核（LC） 43, 70, 76
生物学的マーカー 8
生物心理社会的モデル 11
赤面 104, 105
赤面する唯一の動物 98
赤面の神経生物学的メカニズム 105
摂食行動 20
セロトニン（5-HT）の機能低下 41
セロトニン機能の静的な末梢測定データ 101
セロトニン機能の促進 101
セロトニン機能の低下 101
セロトニン機能の低下と衝動性（攻撃性と自殺を含む） 24
セロトニン機能不全 8
セロトニン再取り込み阻害薬（SRI） 52, 64, 109
セロトニン受容体サブタイプ 60
セロトニン受容体サブタイプの分子イメージング 25
セロトニン障害 14
セロトニントランスポーター（5-HTTP）遺伝子の低活性の多型 102
セロトニントランスポーター（5-HTTP）タンパクのS/S型対立遺伝子 41
セロトニントランスポーター（5-HTTP）の結合低下 24
セロトニンマーカー 75
潜在記憶 19, 72
潜在的処理 70
潜在的処理の経路 72
潜在的プロセスと顕在的プロセスを解離状態におく非認知的処理形態 113
線条体D_2受容体結合 103
線条体D_2受容体結合の低下 103
線条体回路 20
線条体神経回路 100
線条体ドーパミン系 100
線条体におけるドーパミン取り込みの低下 27
選択的セロトニン再取り込み阻害薬（SSRI） 14, 75, 88, 102
前頭前野におけるベンゾジアゼピン受容体結合の低下 87
前頭葉前部の活動亢進 99
前頭葉の活動性の低下 45
前頭葉の機能亢進とセロトニン機能の亢進 63
前頭葉の機能低下とセロトニン機能の低下 63
前頭葉領域における活動性の上昇 40

全般性(generalized)　96
全般性SAD　96, 97
全般性不安障害(GAD)　35
前部帯状回　109
前部帯状回と行動の監視(performance monitoring)　100
全米共存症調査(National Comorbidity Survey)　5
早期の逆境体験　21
双極性うつ病　30, 31
双生児研究　39
側坐核におけるドーパミンの伝達強化　27
側性の問題　110
側頭葉辺縁系の活性化　88
粗大運動の出力を促進　29

【た行】
ダーウィン　98, 104
ダーウィン精神医学　29
大うつ病エピソードのアセスメント　18
大うつ病(大うつ病性障害)　17
対処技法(coping skill)　79
大脳基底核の異常　57
大脳基底核の関与　87
他人の表情,感情,視線の認識・処理に関与する神経回路　98
窒息誤警報(false suffocation alarm)　77, 112
中脳水道周囲灰白質　70, 84
チューリングテスト　108
長期増強　90
低活性のセロトニントランスポーター遺伝子型　26

手続機能の障害　53
手続を意識に侵入させる無意識的処理形態　113
転換性障害　87
ドーパミンD_2受容体アゴニストに対する反応性　103
ドーパミンD_2受容体遺伝子多型　103
ドーパミンD_4対立遺伝子　103
ドーパミン系　27
ドーパミン系の感作　88
ドーパミン遮断薬　61, 65, 90, 103
ドーパミンと気質特性　103
ドーパミントランスポーター遺伝子多型　103
ドーパミントランスポーターの結合　103
ドーパミンの機能低下　27
動機づけと報酬の処理　27
統合失調気質・回避行動　103
糖質コルチコイド受容体の反応性増大　90
闘争－逃走反応　70
トゥレット症候群　52, 56
特異的ノルアドレナリン再取り込み阻害薬　27
特性不安　41
特定性SAD　96
トップダウンの制御　85

【な行】
難治性OCDに対する脳神経外科手術　57
難治性SADの治療　107
難治性うつ病の治療　22

難治性うつ病の薬物療法　31
難治性のPTSD　93
乳酸誘発性のパニック発作　73
乳酸誘発性パニック　78
認知および感情のインターフェイス　109
認知科学　7
認知革命　7
認知感情神経科学　11, 12
認知行動療法（CBT）　3, 64, 106
認知主義的説明　112
認知的機能不全　8
認知面の症状と身体症状　17
認知療法　24
脳幹の青斑核　84
脳機能イメージングの研究　20, 22
脳室周囲核　70, 84
脳神経外科手術　65
脳深部刺激術　65
脳脊髄液（CSF）中の5-ヒドロキシインドール酢酸（5-HIAA）　59
脳卒中に伴ううつ病　29
脳と心のメカニズム　32
脳と心のメカニズムとその病理の概念化　112
脳と心のメカニズムの機能不全　32
脳に埋め込まれた「ウェットウェア」　15
脳由来神経栄養因子（BDNF）　28
ノックアウトモデル　41
ノルアドレナリン系　27
ノルアドレナリン系の機能亢進　88
ノルアドレナリン再取り込み阻害薬（NRI）　51
ノルアドレナリンの活性低下　76

【は行】

背外側前頭皮質の活動性が亢進　100
背側縫線核（DRN）　76
背側縫線核ニューロン数の減少　24
曝露療法　64
抜毛症　52
パニック障害　67
パニック障害・広場恐怖症評価尺度（Panic and Agoraphobia Scale）　68
パニック発作　67, 99
パニック発作誘発因子（panicogen）　76
ハミルトン不安評価尺度（Hamilton Anxiety Rating Scale）　37
パロキセチン結合の異常　88
反社会性パーソナリティ障害（ASPD）　45
反精神医学　3
反精神医学派の研究者　14
反応セット（response set）　53
反復的で侵入的な症状　87
微細神経学的徴候　57
皮質—線条体—視床—皮質（CSTC）系　53
皮質—皮質下神経回路における活動性の亢進　23
左前頭前野皮質の低活性　110
左前頭葉皮質の低活動性　19
引っ込み思案　98
非定型症状　97
否定的感情の誘発　38
ヒトゲノミクス　8
ヒトの恐怖—闘争—逃走（fright-fight-flight）　97

病苦（illness） 10
病苦（illness, 疾患の表出と体験） 13
広場恐怖 67
不安－回避の連鎖 67
不安症状 5
不安神経症 2, 35, 80
不安スキーマ 46
不安におけるセロトニン系の役割 42
フェンフルラミン 76
服従表現 105
ブスピロン 42, 46
物体／概念記憶 70
浮動性不安 38
プラセボ反応 24
プラセボ反応率 6
ブラックボックス 7
ブラックボックスモデル 7
ブローカ野の活動低下 86
フロイト 7, 94, 113
プロテオミクス 8
分界条床核 38
米国診療区域別疫学（United States Epidemiological Catchment Area：ECA） 49
ベトナム戦争の退役軍人 93
辺縁系の活性化亢進 109
ベンゾジアゼピン 46, 79, 106
ベンゾジアゼピン結合能の低下 43
ベンゾジアゼピン受容体アゴニスト 77
ベンゾジアゼピン受容体結合の異常 40
扁桃体 19, 38, 70, 99, 109
扁桃体－海馬の恐怖系 72
扁桃体中心核（CeN） 70, 84
扁桃体の活性化 38, 73
扁桃体のグルタミン酸受容体 90
扁桃体の体積の増大 40
扁桃体－背側線条体の神経節回路 98
扁桃体－腹側線条体回路 98
ベンラファキシン 43, 46, 79
防衛と逃避行動 76
包括的（embodied）アプローチ 12
傍小脳脚核 70, 84
旁辺縁系 109
方法的動員（procedural mobilization） 53
補償因子 63
ホットな処理 94

【ま行】

マーク・トウェイン 104
マリファナ 75
無関心 103
目標志向的反応の調整 53
最も「人間らしい」障害 107
モノアミン酸化酵素阻害薬（MAOI） 103, 106
モントゴメリー・アスベルグうつ病評価尺度（Montgomery-Åsberg Depression Rating Scale） 19

【や行】

薬剤の efficacy（効果） 5
薬物療法による予防 93
陽性感情 103
陽電子放射断層撮影（PET） 25, 40
予期的警報 44, 47

抑うつスキーマ　19
抑うつスキーマの活性化　31
抑制的回避学習　98
抑制メカニズムの喪失　63
ヨヒンビン　77，89

【ら行】
ラモトリジン　90
リーボビッツ社会不安評価尺度（Liebowitz Social Anxiety Scale）　97
臨床的アプローチ　9
霊長類における分離　21
連鎖球菌感染に伴う小児自己免疫性神経精神障害　57
ロビンソンらの画期的な研究　21

〔英語〕
3-メトキシ-4-ヒドロキシフェニルエチレングリコール（MHPG）値　43
$5-HT_{1A}$部分アゴニスト　27，42
$5-HT_{1D}$アゴニスト　61
$5-HT_{1D}$受容体　60
$5-HT_{1D}$受容体対立遺伝子　61
$5-HT_{1D}$受容体の脱感作　60
$5-HT_2$受容体　60
β遮断薬　89
CAPS　83
CSTC（皮質―線条体―視床―皮質）経路　110
CSTC回路　53
CSTC回路の機能不全　62
CSTCの機能不全　58
DSM；精神疾患の診断・統計マニュアル　2
DSM-IVのGAD 診断基準　37
DSMが診断に用いる構成概念　4
DSMの構成概念　4
DSMのシステム　4
effectiveness（現実的な有効性）　5
GAD―うつ病―身体化の3主徴　47
m-クロロフェニルピペラジン（mCPP）　41，61，75，88
MHPG　77
Nアセチルアスパラギン酸（NAA）濃度の低下　100
N-メチル-D-アスパラギン酸受容体　90
OCDにおける末梢マーカー　59
OCDに併発するチック　51
OCDの種々のサブグループ　51
PANDAS　57
PTSDにおけるドーパミン系の働き　90
PTSDにおける薬物療法の価値　92
PTSDの治療における認知行動療法（CBT）の価値　93
PTSDのリスクファクター　85，92
PTSD臨床診断面接尺度（Clinician Administered PTSD Scale：CAPS）　83
SAD患者の線条体におけるドーパミン再取り込み部位の密度　104
SADにおけるドーパミン系の関与　103
SADに伴ううつ病　97
SADの共存症　97

SADの重要なサブタイプ　96
SADの症状を測定する尺度　97
SADの線条体D_2受容体結合　104
SADの特徴　95
SADのパニック発作　95
SRI　110
SSRI　46, 79, 93, 106
SSRIの作用に関する最近の有力な仮説　25
TOP-8　83, 84

訳者について

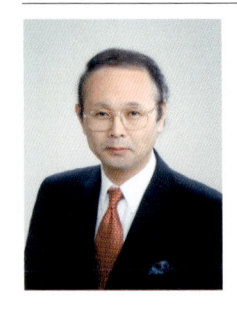

田島　治（たじま　おさむ）

杏林大学保健学部健康福祉学科精神保健学教室　教授

〈不安とうつ〉をテーマに現代社会におけるメンタルヘルスについて研究，教育および臨床を行っている。とくにうつ病や躁うつ病（双極性障害という），パニック障害，全般性不安障害，社会不安障害（社会恐怖）の診断治療について，薬物療法を中心にして基礎，臨床の両面から活動を行っている。最近はうつ病とともに，初めて治療薬が認可され，治療可能であるにもかかわらず，認知度が低く適切な診断治療を受けていない場合が多い，社会不安障害（いわゆる対人恐怖症のことで，うつ病や他の不安障害，アルコール依存などを併発することが多い）についても，一般および医師に対する啓発活動を積極的に進めている。またいまや社会問題ともなっているうつ病の臨床に関して，適切な診断と治療，とくに新規抗うつ薬の使い方についても提言を行っている。

また地域における精神保健活動として三鷹武蔵野保健所の精神保健相談（一般）の嘱託医として長年活動するとともに，三鷹市社会福祉協議会主催の精神保健ボランティア講座の講師として初回より関与している。さらに地域の障害者のグループホームなどの活動にも長年関与している（社会福祉法人府中地域福祉会えりじあ顧問医兼副理事長，府中ドリーム工房嘱託医，にじの里嘱託医）。

群馬県生まれ。杏林大学医学部大学院修了。医学博士。同大学医学部精神神経科講師，同精神神経科助教授を経て，平成12年4月より現職。日本うつ病学会評議員，日本生物学的精神医学会および日本総合病院精神医学会評議員，『日本神経精神薬理学会雑誌』編集委員，『臨床精神薬理』編集委員など。

〈主な一般向け著書〉
『不安症の時代』（共著，日本評論社，1997），『こころのくすり最新事情』（星和書店，2000），『こころの医学事典』（共著，講談社，2003），『抗うつ薬の時代―うつ病治療薬の光と影』（共訳，星和書店，2004），『抗うつ薬の功罪　SSRI論争と訴訟』（監修，みすず書房，2005），『精神医療の静かな革命　向精神薬の光と影』（勉誠出版，2006），『薬で治すそうとうつの時代』（ごま書房，2006）

◇

荒井　まゆみ（あらい　まゆみ）

1968年，千葉県生まれ。1994年からシアトル市在住。米国・ワシントン州シアトル市ワシントン大学女性学部卒業。2001年からシアトルの法律事務所勤務。現在は，シアトル市にて翻訳活動に専念。

著者について

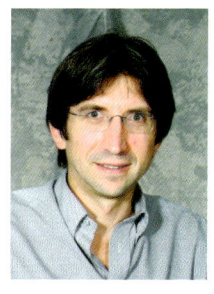

Dan J. Stein, MD, PhD

　Dan J Stein 博士は南アフリカのステレンボス大学不安障害医学研究評議会部門のディレクターを長年していましたが，現在はそれとともにケープタウン大学精神科・精神保健学教室の主任教授に就任し，研究，教育，診療に幅広く活躍しています。医師としてのトレーニングや博士号取得後の研究はアメリカ合衆国のコロンビア大学で行い，現在もニューヨークにあるマウントサイナイ医科大学の精神科客員教授を兼任し，アメリカだけでなく世界中を飛び回り，日本にも全般性不安障害の講演などに訪れています。

　Stein 博士の主な研究のテーマは強迫性障害や心的外傷後ストレス障害，社会不安障害など，最近わが国でも注目を集めている各種不安障害の心理的および生物学的な基盤とその治療です。その研究は基礎的な神経科学から疫学，比較文化的な側面まで人間の行動や心理とその異常に関わるすべての分野に及んでおり，これらのまったく次元の異なる研究成果をいかに統合し，不安障害やうつ病の理解と治療に役立てるかに情熱を注いでいます。これは心の問題に関わる者すべてが望むことですが，まさにそれを成し遂げつつあるのが Stein 博士です。

　こうした長年の幅広い研究成果もあり，不安障害を中心にして，20冊以上もの本の著者や編者をしています。また最近では『CNS spectrums』という精神神経科学の情報雑誌に，「臨床神経科学の精華」というタイトルで毎号わかりやすく最新の神経科学のトピックを紹介する記事を寄稿しています。すでにうつ病の評価尺度として有名なハミルトンを称えて作られたハミルトン記念賞を，精神薬理学の領域における功績で受賞しています。さらに南アフリカ共和国のアパルトヘイト後の「真実と和解委員会」参加メンバーに関する実証的な研究も行い，人間の悪の問題を包括的に取り扱った『悪の哲学』という本も著し，人間の尊厳と屈辱に関する国際的な研究グループに関与し，まさに人間存在と不安に関する臨床と研究のリーダーとなっています。

不安とうつの脳と心のメカニズム　感情と認知のニューロサイエンス

2007年12月22日　初版第1刷発行

訳　　者　田島　治，荒井まゆみ
発 行 者　石　澤　雄　司
発 行 所　㈱星　和　書　店
　　　　　東京都杉並区上高井戸 1-2-5　〒168-0074
　　　　　電　話　03（3329）0031（営業）／03（3329）0033（編集）
　　　　　ＦＡＸ　03（5374）7186
　　　　　http://www.seiwa-pb.co.jp

© 2007 星和書店　　　Printed in Japan　　　ISBN978-4-7911-0650-9

抗うつ薬の時代 うつ病治療薬の光と影	デーヴィッド・ヒーリー 著 林建郎、田島治 訳	A5判 424p 3,500円
抗うつ薬理解の エッセンス	Mike Briley 著 望月大介 訳	四六変形 (縦18.8cm×横11.2cm) 92p 1,800円
こころの病に効く薬 ―脳と心をつなぐメカニズム入門―	渡辺雅幸 著	四六判 248p 2,300円
こころのくすり 最新事情	田島治 著	四六判 160p 1,800円
スタールのヴィジュアル薬理学 **抗精神病薬の精神薬理**	S. M. Stahl 著 田島治、林建郎 訳	A5判 160p 2,600円

発行：星和書店　　http://www.seiwa-pb.co.jp　　価格は本体(税別)です

侵入思考
雑念はどのように病理へと発展するのか

D.A.クラーク 著
丹野義彦 訳・監訳
杉浦、小堀、
山崎、高瀬 訳

四六判
396p
2,800円

不安障害
―精神療法の視点から―

中村 敬 著

A5判
336p
3,800円

神経内科
クルズス診療科（1）

作田学 著

四六判
320p
1,900円

心療内科
クルズス診療科（2）

久保木、熊野、
佐々木 編

四六判
360p
1,900円

麻酔科
クルズス診療科（3）

小川節郎 編

四六判
396p
1,900円

発行：星和書店　　http://www.seiwa-pb.co.jp　　価格は本体（税別）です

脳と心的世界
主観的経験のニューロサイエンスへの招待

M.ソームズ、
O.ターンブル 著
平尾和之 訳

四六判
528p
3,800円

ニューロフィードバック
シンフォニー イン ザ ブレイン

ジム・ロビンス 著
竹内伸 監訳
竹内泰之 訳

四六判
352p
2,400円

セロトニンと
神経細胞・脳・薬物
セロトニンを理解し、新薬の可能性を探る

鈴木映二 著

A5判
264p
2,200円

新版 脳波の旅への誘い
楽しく学べる
わかりやすい脳波入門 第2版

市川忠彦 著

四六判
260p
2,800円

メモリー・ドクター
楽しく学べる物忘れ防止
トレーニング
記憶力を改善し、知力をアップする簡単な方法

D.J.メイソン、
S.X.スミス 著
岩波明、川面知弘 訳

四六判
232p
1,470円

発行：星和書店　　http://www.seiwa-pb.co.jp　　価格は本体(税別)です